Dr Alfred FUCHS

PARIS

GEORGES CARRÉ ET C. NAUD, ÉDITEURS

DE

LA TUBERCULOSE

DU MYOCARDE

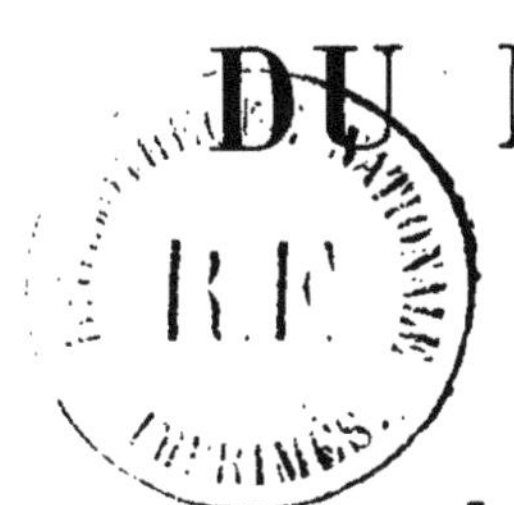

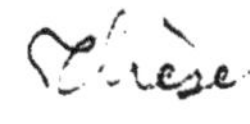

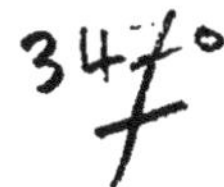

PAR

Le Dr A. FUCHS

ANCIEN EXTERNE DES HOPITAUX
MEDAILLE DE BRONZE DE L'ASSISTANCE PUBLIQUE

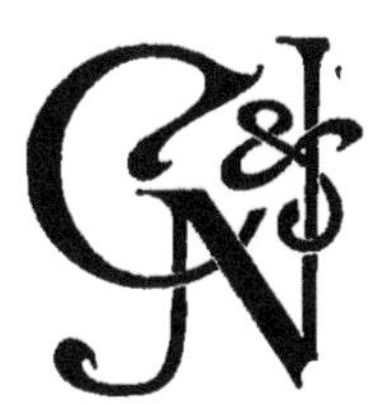

PARIS

GEORGES CARRÉ ET C. NAUD, EDITEURS

3, RUE RACINE, 3

—

1898

A M. LE DOCTEUR Maurice LETULLE

PROFESSEUR AGRÉGÉ

MÉDECIN DE L'HOPITAL BOUCICAUT

INTRODUCTION

Rokitansky le premier affirma la rareté extrême, sinon l'exclusion absolue, des affections cardiaques dans la tuberculose pulmonaire : « C'est par la veinosité spéciale du sang que les affections cardiaques s'opposent au développement de la tuberculose », disait-il. Louis et Grisolle également n'hésitaient pas à refuser toute influence à la tuberculose dans la pathogénie des cardiopathies.

Ces idées régnèrent pendant longtemps et c'était à l'arthritisme des cardiaques qu'on attribuait l'antagonisme entre le rhumatisme et la tuberculose.

Cependant, on s'aperçut par la suite que cette affirmation était trop absolue : c'est ainsi que Martineau, dans sa thèse d'agrégation (1), nia résolument tout antagonisme entre les deux affections et rapporta 23 observations de ésions mitrales sur une série de 53 tuberculeux.

Peter, qui étudia avec grand soin les diverses mani-

---

(1) Martineau. *Thèse d'agrégation*. Paris, 1866.

festations de la tuberculose admit qu'il existait bien un antagonisme entre celle-ci et les lésions mitrales, mais il ne considérait cependant pas la chose comme absolue. Pour lui, si les cardiopathies sont rares chez les tuberculeux, c'est que les affections mitrales engendrent d'assez bonne heure de la congestion aux bases des poumons, d'où un surcroît d'activité fonctionnelle pour les sommets, tuberculisables par excellence, suractivité qui les prémunit contre la tuberculose (1).

Lépine admet également cet antagonisme relatif (2).

Mais si les lésions mitrales s'accompagnant de congestion pulmonaire, semblent être en antagonisme avec la tuberculose, la clinique montre d'autre part que les cardiopathies qui produisent de l'ischémie pulmonaire prédisposent au contraire à l'évolution des lésions tuberculeuses ; il en est ainsi par exemple dans les rétrécissements congénitaux ou acquis de l'artère pulmonaire, dans les anévrysmes de l'aorte comprimant une des branches ou le tronc même de l'artère pulmonaire, dans l'insuffisance aortique, etc.

M. Potain, dans une leçon faite en 1891, (3) dit qu'il a rencontré 9 fois la tuberculose pulmonaire sur 53 cas de rétrécissement mitral pur.

La loi de Rokitansky énoncée plus haut ne peut donc pas être admise dans toute sa rigueur ; le seul fait qui

---

(1) Peter. Les maladies du cœur et la tuberculisation. *Clinique méd.*, Paris, 1882.

(2) Lépine. In *Thèse* de Paliard. Lyon, 1889.

(3) Potain. Rétrécissement mitral et tuberculose. *Gazette hebd.*, 1891.

paraît certain c'est que les affections aortiques sont plus souvent suivies de tuberculose que les maladies mitrales.

Et non seulement il est établi qu'il n'existe pas d'antagonisme entre la tuberculose et les cardiopathies, mais il est démontré que la tuberculose peut envahir le cœur lui-même.

Déjà depuis de longues années la péricardite tuberculeuse est connue, c'est la forme la plus fréquente de tuberculose cardiaque et Corvisard avait raison lorsqu'il écrivait : « De tous les tissus du cœur que frappe la cardite le cellulaire est le plus atteint », car cette règle se trouve également justifiée pour la tuberculose.

D'autre part, l'endocardite tuberculeuse dont les premières observations remontent à Corvisart, à Wagner, à Heller, à M. Potain, etc., est bien connue depuis les travaux de Tripier, de G. Lion et surtout depuis l'excellente thèse de P. Teissier (1).

Quant à la tuberculose du myocarde, c'est à la fois la plus rare des cardiopathies tuberculeuses et la moins bien connue. Longtemps même cette entité morbide a été niée, mais aujourd'hui, si elle constitue une rareté, elle ne peut plus être mise en doute.

Nous avons eu l'occasion d'observer un malade atteint de tuberculose du myocarde. C'est celui qui fut l'objet d'une communication de notre excellent ami le Dr Fontoynont à la *Société anatomique*, en 1897. Nous

---

(1) P. Teissier. Des lésions de l'endocarde chez les tuberculeux. *Thèse*, Paris, 1894.

avons eu à notre disposition les pièces anatomiques provenant de ce sujet, ainsi que le cœur d'un malade atteint de la même affection et dont l'observation fut rapportée par un autre de nos amis, M. Nattan-Larrier. C'est là ce qui nous a engagé à prendre comme sujet de thèse : la tuberculose du myocarde.

Nous avons eu de plus la bonne fortune, au cours de ce travail, de trouver un cœur atteint de cette affection parmi les pièces envoyées des hôpitaux au laboratoire de notre maître, M. Letulle. Enfin M. Durante nous a communiqué des coupes provenant d'un cas ancien qui avait probablement passé inaperçu. C'est ce qui nous a permis d'ajouter aux observations que nous publions deux faits inédits.

Nous saisissons avec empressement l'occasion qui nous est offerte ici d'adresser nos remerciements à nos maîtres dans les hôpitaux.

A M. le Dr Letulle tout d'abord, qui pendant les deux années que nous avons passées dans son service n'a cessé de nous témoigner la plus amicale sollicitude. Nous conserverons toujours le souvenir de son enseignement si brillant et si personnel. C'est à lui que nous devons les seuls éléments originaux de cette thèse. Qu'il nous permette donc de lui dire notre infinie gratitude et notre profond attachement.

MM. les Professeurs Tillaux et Berger ont été pour nous des maîtres pleins de bienveillance. Leurs magistrales leçons nous ont été bien précieuses. Nous leurs exprimons toute notre reconnaissance.

Nous sommes heureux également de pouvoir remercier bien vivement M. le Dr Paul SEGOND de la sympathie qu'il nous a témoignée pendant l'année que nous avons passée à ses côtés et du bel enseignement chirurgical qu'il nous a donné.

Nous n'aurons garde aussi d'oublier M. le Professeur PINARD, MM. RENDU, JOSIAS, DARIER, RIBEMONT-DESSAIGNE, RICARD, dans les services desquels nous avons passé des années à la fois heureuses et très profitables.

M. NATTAN-LARRIER a bien voulu nous communiquer pour ce travail un certain nombre de coupes histologiques ; nous l'en remercions cordialement.

Que M. le Professeur RAYMOND enfin, veuille bien agréer l'hommage de notre profonde reconnaissance pour le grand honneur qu'il nous a fait en acceptant de présider cette thèse.

HISTORIQUE

La tuberculose de myocarde paraît avoir passé inaperçue pendant longtemps. Peter la niait absolument. D'après lui, plus un organe fonctionne activement, moins fréquemment il se tuberculise. « C'est pourquoi, disait-il, on n'observe pas la tuberculisation dans les muscles et spécialement dans le cœur, le plus important d'entre eux, le plus richement doué, le plus abondamment pourvu de nerfs et le plus fonctionnant (1). »

Cependant bien avant lui, Laënnec avait déclaré qu'il « n'est peut-être aucun organe qui soit exempt du développement des tubercules et on en rencontre quelquefois chez les phtisiques » (2), et il faisait suivre ces lignes d'une énumération par ordre de fréquence des organes atteints, dans laquelle le cœur n'occupe que le treizième rang. D'ailleurs il mentionnait simplement ce dernier organe sans citer aucun exemple de tuberculose myocardique.

---

(1) Peter. *Loc. cit.*

(2) Laennec. Traité de l'auscultation médicale, 1826.

Jusqu'en 1832 la littérature médicale ne renferme aucune observation relatant la présence de tubercules dans le myocarde. Le premier fait rapporté est celui de Townsend (1), qui note la présence dans l'oreillette gauche d'un tubercule massif.

Deux ans plus tard, Sauzier dans sa thèse rapporte l'observation d'un tuberculeux à l'autopsie duquel on a noté, outre des tubercules dans les poumons et dans les plèvres, « deux tubercules à l'état de crudité existant dans la substance des oreillettes du cœur (2) ».

En 1843 paraît un mémoire allemand de Roser ; l'année suivante Frémy communique à la Société anatomique une observation de tuberculose du myocarde. Cette observation donna lieu à une discussion et à un rapport de Milcent; mais la nature tuberculeuse de l'affection ne fut pas admise sans objection.

Cinq nouvelles observations sont publiées : en 1859 (Recklinghausen) ; en 1860 (Klob) ; en 1862 (Potain) et en 1865 (Waldeyer et Murchison).

C'est à ce moment que parut sur la question le premier travail d'une importance véritable. Il est dû à Haberling (3).

En 1869, nouveau mémoire publié à Florence par Barella (4).

---

(1) Townsend. *Dublin J. of med. Sc.*, 1832.

(2) Sauzier. Tubercules pulmonaires ou phtisie tuberculeuse. *Thèse*, Paris, 1834.

(3) Haberling. De tuberculosi myocardii. Diss. inaug. Breslau, 1865.

(4) Barella. *Annales univ. di med.* Milano, 1869.

En 1878, Sänger (1) établit une statistique de 22 cas parus jusqu'à cette époque, auxquels Pollak (2) ajoute en 1891 cinq nouveaux cas : ceux d'Hirschprung, d'Albert, de Demme, de Steffen, plus un cas personnel.

De 1891 à 1894 sont publiées 9 nouvelles observations : ce sont celles de Cloessen, de Sander, de Knopf et de Noël en 1892, de Semprun en 1893 et de Zuber en 1894.

En 1894, le Dr Mendez (3) présente à la Société médicale Argentine un excellent travail basé sur une observation personnelle.

A la fin de la même année parut la thèse de Valentin (4) inspirée par le Professeur Potain et dans laquelle sont réunies 36 observations connues de tuberculose myocardique ; c'est le premier travail d'une importance réelle qui ait été fait en France.

Depuis cette époque, des cas nouveaux en nombre relativement considérable ont été publiés. Ce sont ceux de Brüggisser (1894) ; Stoïcesco et Babès (1895) ; Barié, Brosch, Sangalli, Hutinel et Labbé (1896) ; Fontoynont, Nattan-Larrier, Péron et Kauffmann (1897).

---

(1) Sänger. *Arch. für Heilk.*, 1878.
(2) Pollak. *Zeitschrift f. klin. Med.*, 1891.
(3) Mendez. *Revue de la Société méd. Argentina*, 1894.
(4) Valentin. *Thèse*, Paris, 1894.

ÉTIOLOGIE

Fréquence. — Si nous examinons les chiffres fournis par les statistiques d'autopsies de sujets tuberculeux nous voyons que :

Sur 123	autopsies,	Louis trouve des tubercules dans le myocarde. .	0 fois.
Sur 200	—	Lombard — . .	0 —
Sur 845	—	(en 5 ans), Willig — . .	2 —
Sur 566	—	Chambes — . .	2 —
Sur 469	—	pratiquées à l'Institut anatomique de Leipzig, Sänger trouve des tubercules dans le myocarde.	3 —

Dans les cahiers d'autopsie de Rokitansky comprenant une période de 20 années (1840-1860), Kolb qui fit cette recherche ne trouve aucun cas de tuberculose du myocarde.

Sur 796 cas de tuberculose rencontrés au cours d'autopsies par le Pr Sangalli depuis le début de sa carrière jusqu'en 1880 (c'est-à-dire pendant une période de 35 ans environ), celui-ci n'a trouvé que deux fois des tubercules dans le muscle cardiaque.

Enfin nous avons recherché dans les cahiers d'autopsie de notre maître M. Letulle s'il existait des cas de tuberculose myocardique. Sur 285 autopsies de tuberculeux, le myocarde n'était atteint qu'une fois (cas rapporté par M. Péron).

La tuberculose du myocarde paraît donc être une affection rare.

En effet nous n'en avons pu relever dans toute la littérature médicale que 51 cas ; ajoutant les 2 cas inédits que nous publions ici, cela porte le total des cas connus à 53, chiffre relativement peu élevé, comparé à ceux fournis par la tuberculose des autres organes. Et encore, parmi ces observations peu nombreuses il s'en trouve dont la valeur a été très discutée par suite de l'absence d'examen histologique.

Cependant nous avons été frappé par ce fait que depuis quelques années les observations se font relativement plus fréquentes, puisque pour une période minime de huit années (1890-1898) nous relevons 21 cas de tuberculose du myocarde (1), alors que depuis 1833, date de la première observation connue jusqu'en 1890, c'est-à-dire pour une période de 57 années nous ne trouvons que 31 cas (2).

A quoi attribuer cette disproportion ? La tuberculose du myocarde serait-elle devenue plus fréquente ? C'est peu probable. M. Lancereaux pense que la bacillose du mus-

---

(1) Nous comptons dans cette première catégorie le cas qui fait le sujet de notre observation IV.

(2) Nous faisons rentrer dans cette seconde série le cas de Barié, bien qu'il ait été publié en 1896, car c'est en 1873 qu'il fut observé ; de même pour les deux cas de Sangalli publiés en 1897 et observés en 1850 et 1878.

cle cardiaque est sensiblement aussi fréquente que la syphilis du même organe.

D'après M. Mauriac, la science ne possède guère que 25 à 30 cas de cette dernière affection, chiffres qui semblent donner raison à l'opinion de M. Lancereaux, émise en 1877. Or, à propos d'une communication du Dr Péron à la Société anatomique de Paris, en 1897, M. Cornil émit l'avis que si la tuberculose du myocarde paraissait aujourd'hui moins rare qu'autrefois, c'est que pendant longtemps on avait pris pour des gommes syphilitiques ce que nous savons maintenant être des foyers bacillaires. Virchow par contre, a, il y a quelques années, soutenu l'opinion absolument opposée, affirmant que des soi-disant tumeurs tuberculeuses du myocarde n'étaient autres que des syphilomes. L'opinion de M. Cornil est des plus vraisemblables si l'on songe à la difficulté qu'il y a à différencier deux affections à manifestations presque identiques, rien qu'en se basant sur l'aspect macroscopique.

Il est un fait à peu près certain, c'est qu'aujourd'hui on sait mieux observer qu'il y a quelques années ; de plus, comme nul n'ignore maintenant qu'il est possible de trouver des tubercules dans le myocarde, on regarde avec plus de soin le cœur des tuberculeux au cours des autopsies. Enfin l'examen histologique et bactériologique permet d'établir d'une façon indubitable le diagnostic anatomique.

Voici deux faits qui semblent venir à l'appui de cette assertion : il y a quelque temps, le Dr Durante trouva parmi les pièces anatomiques réunies à l'hôpital Laënnec par le Pr Damaschino un fragment de pièce dont il fit des coupes qui lui permirent de constater qu'il s'agissait de tubercules miliaires développés dans l'épaisseur du myocarde. Il est fort possible que le fait ait passé inaperçu. D'autre part très récemment, M. Letulle, au Laboratoire d'anatomie pathologique, parmi les nombreuses pièces qui lui sont apportées journellement des divers hôpitaux, reçut un cœur dont il ignore la provenance exacte. En examinant cette pièce, il constata la présence de tubercules dans le myocarde, ce qui probablement avait échappé à l'observation au cours de l'autopsie qui avait été pratiquée.

Peut-être que si au lieu de se borner à examiner l'état des valvules du cœur, comme on le fait généralement en pratiquant les autopsies, on examinait avec soin le muscle cardiaque, trouverait-on un peu plus souvent des lésions tuberculeuses du myocarde ; mais nous n'en sommes pas moins persuadé que les observations constitueraient encore des faits d'exception.

Age. — Sur les 36 cas qui forment la statistique de Valentin, celui-ci trouva 28 fois l'âge indiqué. Dans les 17 cas que nous avons ajoutés à cette statistique, nous avons trouvé l'âge indiqué 12 fois. Dans l'un des cas (Barié), il est dit qu'il s'agissait d'un enfant de quelques mois.

Si nous ajoutons ces faits à ceux de Valentin, les résultats fournis par l'âge des malades sont les suivants dans 41 cas :

De 0 à 15 ans.	18 cas.
De 15 à 45 ans.	16 cas.
De 45 à 60 ans.	3 cas.

De 60 à 65 ans.	2 cas.
A 71 ans.	1 cas.
A 72 ans.	1 cas.

Or, d'après les auteurs, la tuberculose du myocarde serait surtout fréquente dans le jeune âge. Si nous nous en rapportons aux données fournies par les chiffres précédents, nous voyons qu'en effet la proportion est plus forte pour l'enfance, puisque de 0 à 15 ans on trouve presque la moitié des cas.

Nous dirons toutefois que si le jeune âge paraît jouer le rôle de cause prédisposante à la tuberculose myocardique, celle-ci cependant peut se montrer à toute époque de la vie, voire même à un âge assez avancé, puisque le malade de Pollak était âgé de 65 ans, celui de Kaufmann de 71 ans et celui de M. Potain de 72.

Peut-être existe-t-il une relation entre cette fréquence relative dans le jeune âge et la fréquence de la tuberculose des ganglions lymphatiques chez les enfants, car nous verrons par la suite que la tuberculose du myocarde coïncide fréquemment avec la tuberculose de ces ganglions.

C'est à peu près à ces seuls points que se borne ce que l'on sait aujourd'hui de l'étiologie de la tuberculose myocardique. Nous dirons plus loin comment ces lésions paraissent s'établir au sein même du muscle cardiaque.

Valentin pense que le traumatisme pourrait peut-être jouer le rôle de cause déterminante. Il est admis déjà que la péricardite tuberculeuse peut avoir pour origine un traumatisme. M. Lancereaux écrit à ce propos : « Le traumatisme, une disposition rhumatismale, sont les circonstances qui paraissent jouer le rôle principal dans la localisation de la péricardite tuberculeuse ».

Pourrait-il en être de même pour la tuberculose du myocarde ? Dans l'observation du Dr Semprun, la malade avait reçu en pleine poitrine une balle de revolver qui était allée s'enkyster entre la crosse de l'aorte et la bronche gauche, sans léser en aucune façon les organes; faut-il voir avec lui un rapport entre ce traumatisme et les lésions tuberculeuses constatées à l'autopsie dans le myocarde ? Il nous est difficile de nous prononcer.

MM. Stoicesco et Babès (1) admettent également que le traumatisme peut jouer un rôle dans la localisation du bacille de Koch dans le myocarde. Ils rapportent l'observation d'un sergent de ville mort avec des signes de myocardite aiguë. L'examen microscopique du cœur montra au sein de la musculature cardiaque des lésions de tuberculose (cellules embryonnaires, cellules géantes bacilles de Koch). Ils émettent l'opinion suivante : qu'« un sergent de ville, exposé journellement à des collisions ou à des accidents avec des malfaiteurs, a pu facilement être frappé sur la région précordiale. Le traumatisme, à son tour, a pu d'autant plus facilement occasionner la localisation du germe tuberculeux sur le myocarde, qu'il y avait des ganglions portant des traces de tuberculose au voisinage du péricarde ». Ils ajoutent à l'appui de cette hypothèse l'expérience faite par l'un d'eux en commun avec M. Cornil (1883), expérience dans

(1) Stoicesco et Babès. *Progrès médical.* 7 décembre 1895.

laquelle, à la suite d'une infection tuberculeuse atténuée, la tuberculose s'était localisée à une articulation après avoir exposé celle-ci à un traumatisme ou après avoir sectionné le nerf correspondant.

D'après ces faits, le traumatisme pourrait donc peut-être déterminer la localisation du bacille tuberculeux dans le myocarde comme il peut le déterminer en tout autre point de l'organisme. Toutefois aucun fait ne permet de nettement l'affirmer.

Sänger fait jouer un rôle aux scléroses anciennes du myocarde dans l'apparition des lésions tuberculeuses qui l'envahissent.

« C'est là, dit Valentin, une assertion pui aurait besoin d'être reprise et soumise à un contrôle : les notions que nous possédons sur les scléroses cardiaques se sont en effet beaucoup modifiées depuis 1879.

« Peut-être Sänger a-t-il pris un résultat pour une cause, et les scléroses auxquelles il attribue un rôle provocateur n'étaient-elles que les suites de l'infection bacillaire (1) ».

Nous savons en effet que la sclérose du cœur est une localisation de l'artério-sclérose qui est surtout une affection de la vieillesse. Or la sclérose du cœur ne pourrait expliquer la tuberculose du myocarde chez l'enfant qui n'est pas artério-scléreux. D'autre part, l'artério-sclérose est en somme le reliquat de maladies infectieuses antérieures, d'intoxications (tabac, alcool, impaludisme,

---

(1) VALENTIN. *Thèse*, Paris, 1894.

plomb, etc.); elle ne se présente que chez les vieux arthritiques ou encore les syphilitiques. Elle semblerait donc bien devoir être plutôt le résultat que la cause de l'infection tuberculeuse du myocarde. Ne sait-on pas, en effet que c'est là un des modes de guérison de la tuberculose que la transformation de ses lésions en tissu fibreux, c'est-à-dire en tissu de sclérose ? Dans beaucoup d'observations on note l'existence de tissu fibreux au sein du myocarde. Nous verrons même que Brehmer a prétendu que le bacille de Koch pouvait déterminer une sclérose cardiaque abondante.

Puis comment admettre que la sclérose est antérieure aux lésions tuberculeuses dans les cas où aucun signe n'est venu révéler l'existence d'une affection cardiaque?

ANATOMIE PATHOLOGIQUE

M. Lancereaux, cité par Valentin, s'exprime ainsi au sujet de la tuberculose du myocarde : « D'une fréquence à peu près égale à celle de la myocardite syphilitique, la myocardite tuberculeuse se localise de préférence aux parois ventriculaires, rarement aux oreillettes. Elle est tantôt circonscrite, c'est-à-dire limitée à une faible étendue du myocarde, tantôt diffuse ou répandue sur toute la surface du cœur. Dans la forme circonscrite, les parois cardiaques présentent des granulations agglomérées en une masse unique, blanchâtre ou jaunâtre à son centre, du volume d'une lentille ou d'un noyau de cerise, ferme, sèche et ordinairement saillante à l'intérieur ou à l'extérieur du cœur. Cette masse est en rapport immédiat avec les fibres musculaires altérées et atrophiées : en cela elle se distingue des nodosités gommeuses, séparées de ces mêmes éléments par une zone plus ou moins large de tissu fibroïde. Dans la forme diffuse, le cœur est envahi dans une grande étendue par des granulations confluentes formant des masses multiples qui aboutissent à une caséification et à une destruction des parties centrales. Ces granulations s'observent sous l'endocarde, dans l'épaisseur du myocarde et surtout dans le tissu conjonctif sous-péricardique, où elles sont accompagnées d'adhérences membraneuses, unissant le péricarde au cœur.

« Ces adhérences une fois rompues, la surface extérieure de l'organe se montre inégale et déformée par des granulations tuberculeuses isolées ou agglomérées et le plus souvent ramollies ; en outre les cavités cardiaques sont fréquemment dilatées... L'ulcération tuberculeuse du cœur a été peu observée..., la tuberculose du cœur est généralement accompagnée de désordres anatomiques multiples » (1).

Les traits généraux de la question se trouvent indiqués dans ces lignes. Nous nous proposons de les reprendre en détail et d'y ajouter quelques points qui méritent d'être mentionnés. Les pièces anatomiques et les coupes histologiques que nous avons eues à notre disposition et que nous avons fait reproduire ici nous permettent de baser cette description sur des cas récents.

Siège des lésions. — Les tubercules peuvent siéger sur un point quelconque de la musculature cardiaque.

D'après Lancereaux, ce serait surtout dans la paroi des ventricules que se rencontreraient les lésions. Valentin admet cette prédominance ventriculaire, et il ajoute n'avoir trouvé aucune observation de tuberculose isolée des oreillettes.

---

(1) Valentin. *Thèse*, Paris, 1894.

Or, parmi les observations publiées depuis la thèse de Valentin, il en est une où il semble bien qu'il n'existait pas de tubercules dans la paroi des ventricules : c'est celle de Nattan-Larrier (Obs. II). Malgré les nombreuses coupes que nous avons faites de ce cœur, nous n'avons pu en déceler aucun. Faut-il en conclure que la tuberculose isolée des oreillettes est possible ? Il ne nous semble pas qu'il soit permis, en s'appuyant sur un cas unique, de trancher la question affirmativement.

Dans son observation, Fontoynont, à un premier examen, crut que les ventricules étaient absolument indemnes, et il concluait que les lésions de l'oreillette pouvaient exister isolément, mais un examen plus approfondi de sa pièce lui permit de découvrir des noyaux tuberculeux dans les parois des ventricules.

Mais si la tuberculose ne se rencontre pas isolément au niveau des oreillettes, celles-ci, cependant, peuvent être atteintes par des lésions beaucoup plus accentuées que les ventricules. Ainsi, dans le cas de Fontoynont, on trouve quatorze noyaux au niveau de l'oreillette droite, tandis qu'il n'y a que deux noyaux ventriculaires.

Si donc l'observation de Nattan-Larrier ne prouve pas l'exclusivité absolue des lésions auriculaires, elle montre tout au moins que des lésions ventriculaires très minimes peuvent exister à côté d'énormes masses de l'oreillette. Il en est de même pour le cas de Kaufmann dans lequel les lésions de l'oreillette sont bien plus marquées.

Y a-t-il prédominance des lésions sur l'un des cœurs ? Valentin ne le croit pas ; pour lui le cœur droit serait aussi souvent atteint que le cœur gauche. Cependant Labbé est d'un avis un peu différent; d'après cet auteur, quand les oreillettes sont atteintes, la droite l'est plus fréquemment que la gauche. Les observations de Nattan-Larrier, de Kaufmann, viendraient à l'appui de cette opinion. Dans celle de Fontoynont il existe des lésions volumineuses de l'oreillette droite, mais l'oreillette gauche renferme deux petites granulations de la grosseur d'un grain de mil.

Les tubercules sont tantôt sous-endocardiques, tantôt sous-péricardiques. Ils peuvent siéger encore au milieu même du muscle cardiaque sans aucun point de contact avec les séreuses (cas de Durante).

Forme et volume des productions tuberculeuses. — Leur forme est des plus irrégulières, elle dépend de l'âge et du mode de formation de la production. Le volume de même est des plus variables. Ainsi Bret dit avoir constaté dans le cœur de son malade un petit nodule tuberculeux du volume d'un grain de semoule, au niveau de l'infundibulum; c'est l'analogue du cas inédit que nous rapportons plus loin (Obs. IV). Il s'agit dans ces cas de granulations miliaires.

Quand la lésion est représentée par des masses caséeuses, celles-ci ont un volume des plus variables et peuvent atteindre parfois des proportions considérables. Dans le cas de Labbé, le tubercule caséeux n'avait que le volume d'une forte tête d'épingle, tandis que dans le cas de Fontoynont les masses atteignaient les dimensions d'un œuf de pigeon et celles d'un œuf de poule dans l'observation de Pollak. Dans le cas rapporté par Nattan-Larrier, une des masses caséeuses mesurait au moins 8 centimètres de largeur, 6 centimètres de hauteur et 5 centimètres d'épaisseur.

Nombre des productions tuberculeuses. — Le nombre des productions tuberculeuses est également des plus variables. Dans les cas de Labbé et de Barié, il n'existe qu'une seule masse caséeuse de très petit volume. Il y en a 2 dans le cas de M. Potain et 3 dans le cas de Frémy. Mais le nombre peut en être beaucoup plus considérable, puisque dans le cas de Fontoynont il existait 14 noyaux disséminés dans l'épaisseur de l'oreillette droite, 2 au niveau des ventricules et 2 dans l'oreillette gauche.

Évolution des lésions. — La tuberculose peut se présenter sous ses diverses formes quand elle atteint le myocarde :

1° *Granulation miliaire.* — La granulation miliaire se présente sous la forme d'une petite masse grise, fine, semi-transparente de la grosseur d'un grain de mil. D'après Bret ce serait la forme la plus fréquente. C'est encore l'avis émis par MM. Potain et Rendu dans leur article sur le cœur, du *Dictionnaire encyclopédique des sciences médicales*, ainsi que celui de Virchow pour qui, comme nous l'avons dit, les grosses masses caséeuses du myocarde ne seraient le plus souvent que des syphilomes.

Mais aujourd'hui que l'histologie a permis de démontrer la nature véritablement bacillaire de ces énormes masses, l'ensemble des observations prouve que c'est cette dernière forme qui est la plus fréquente. C'est d'ailleurs l'avis des auteurs qui se sont occupés le plus récemment de la question : Labbé, Barié, etc.

C'est de tuberculose miliaire qu'il s'agit dans nos observations III et IV.

Il est toutefois juste d'ajouter que la granulation miliaire peut fort bien passer inaperçue, surtout lorsqu'elle siège au milieu du muscle cardiaque. C'est ce qui a eu lieu fort probablement pour un des cas que nous rapportons.

2° *Gros tubercule.* — Comme nous venons de le dire, c'est la forme de tuberculose myocardique la plus fréquente. C'est de celle-ci qu'il s'agit dans les observations de Nattan-Larrier, de Fontoynont, de Labbé, de Péron, de Kaufmann et de Bruggisser, pour ne citer que les plus récentes.

Nous avons déjà vu que ces gros tubercules pouvaient atteindre des proportions énormes. Ils se présentent sous l'aspect d'une masse blanchâtre, ferme, dont le centre est jaunâtre, souvent ramolli, caséeux. Ces masses peuvent faire saillie soit du côté du péricarde, soit du côté de l'endocarde. Elles présentent la plus grande analogie avec les gommes syphilitiques, d'où l'opinion de Virchow déjà citée. Mais l'examen histologique permet de reconnaître leur nature tuberculeuse en décelant la présence de cellules géantes, d'éléments embryonnaires et de bacilles de Koch. De plus, comme nous le verrons, elles sont le plus souvent en contact presque immédiat avec les fibres musculaires cardiaques, tandis que les gommes sont isolées par une sorte de coque ou d'enveloppe du tissu fibreux.

Un fait qui paraît étonnant, c'est qu'il est fort rare d'observer dans ces grosses masses le stade ultime que pourrait atteindre la néoplasie, c'est-à-dire le stade d'ulcération ; la presque totalité des faits recueillis a confirmé cette assertion. M. Lancereaux en conteste même la réalité ; pour lui le fait de Murchison est douteux. Il s'agissait dans ce cas d'une masse tuberculeuse en plein rammollissement et présentant en certains points des ulcérations manifestes.

Dans une des observations que nous rapportons. (Obs. II), Nattan-Larrier à qui elle appartient, constata que l'endocarde était nettement érodé au niveau de l'une des masses tuberculeuses en un point adjacent à l'embouchure de la veine cave supérieure. Cette ulcération de l'endocarde lui permit de supposer que par elle les bacilles ayant été versés dans l'oreillette, c'est-à-dire dans le courant sanguin, auraient été ainsi transportés dans le poumon, puis de là dans les différents viscères : foie, rate et reins où ils auraient déterminé une tuberculose aiguë. Toutefois il se demandait si ces érosions n'étaient pas artificielles. Une des coupes que nous avons reproduite (fig. 2, pl. I) nous permet de supposer qu'il s'agissait bien d'ulcérations survenues naturellement. On n'y trouve pas, il est vrai, l'endocarde ulcéré en ce point, mais il est facile de voir qu'il existe manifestement des lésions tuberculeuses dans la partie profonde de la séreuse ; les éléments inflammatoires s'y infiltrent et deux cellules géantes sont précisément logées dans la couche sous-endocardique. On peut donc supposer avec beaucoup de vraisemblance qu'en d'autres points les lésions étaient encore plus avancées, qu'elles ont pu arriver au terme de caséification et que l'endocarde, profondément altéré, a pu se rompre et laisser la masse caséeuse déverser son contenu dans la cavité auriculaire.

Comment expliquer que ces masses tuberculeuses, qui peuvent atteindre le volume d'un œuf de poule, déterminent si rarement l'ulcération endocardique, tandis que dans tout autre organe, le poumon par exemple, elles seraient à coup sûr parvenues à ce stade ultime pour donner naissance à une caverne tuberculeuse ? En vérité, nous ignorons absolument ce pourquoi. Nous dirons avec Valentin qu' « on ne peut en effet invoquer l'importance fonctionnelle de l'organe atteint : si elle ne donne pas au tubercule le temps de parcourir tous ces stades, on ne comprend pas comment la lésion aurait pu atteindre un développement si considérable » (1).

3° Il est une troisième forme anatomique de la tuberculose du myocarde dont ne parle pas Valentin, mais que nous trouvons signalée par Bret dans un article du *Lyon médical,* 1893, *sur la Tuberculose du Myocarde.* Il s'agit de la *tuberculose diffuse* de cet organe. Cet auteur dit que cette forme est plus rare que les précédentes et qu'elle est constituée par des granulations confluentes qui ont fini par se confondre en une masse caséeuse homogène.

Dans son travail que nous avons déjà cité, Labbé (2) admet cette forme et il en rapporte une observation due

(1) Valentin. *Loc. cit.*
(2) Labbé. *Revue des maladies de l'enfance*, 1896.

à M. Hutinel et qu'il considère comme un exemple typique. Dans ce cas, on avait trouvé une symphyse totale du péricarde. Celui-ci était épaissi, fibreux, lardacé. En le coupant, on trouvait dans son épaisseur des masses jaunâtres caséeuses. Le cœur était hypertrophié. En l'incisant, on trouva le muscle profondément altéré, scléreux et lardacé, d'aspect squirrheux surtout vers la pointe et à la partie externe du ventricule gauche. Cette altération du cœur ressemblait absolument à celle du péricarde. A l'examen microscopique, on trouva le péricarde normal dans ses couches superficielles, mais dans ses couches profondes, on voyait entre les faisceaux conjonctifs des traînées de cellules rondes, disposées autour des faisseaux. La couche musculaire située immédiatement audessous du péricarde était normale en apparence ; cependant les fibres musculaires étaient peut-être séparées les unes des autres par un espace plus large que dans le myocarde sain et le tissu interstitiel n'était pas infiltré de cellules rondes. Plus loin, le myocarde était en certains points dissocié par un tissu conjonctif presque fibreux, sans aucune infiltration de cellules embryonnaires, tandis qu'en d'autres points se trouvait une matière amorphe, caséeuse, présentant seulement quelques débris de noyaux.

Au milieu du myocarde existait une couche de tissu tuberculeux à divers degrés d'évolution : follicules tuberculeux embryonnaires, follicules avec cellules géantes, masses caséeuses énormes. Plus profondément encore on trouvait un mélange de masses tuberculeuses embryonnaires et caséeuses et d'îlots de tissu musculaire.

Il ne s'agit donc plus ici de ces petits tubercules miliaires ou de ces grosses masses caséeuses dont il a été parlé précédemment. Les productions tuberculeuses sont çà et là disséminées au milieu du myocarde à différents degrés d'évolution ; pas un seul point du muscle n'est sain en apparence et macroscopiquement, le cœur présente un aspect lardacé, squirrheux, qui n'est nullement l'aspect offert par les masses caséeuses existant dans les pièces de Fontoynont et de Nattan-Larrier par exemple, masses bien circonscrites au milieu de la musculature cardiaque.

Dans ces derniers cas, la propagation semble se faire de proche en proche par continuité, tandis que dans le cas de M. Hutinel les lésions sont disséminées. C'est une véritable infiltration tuberculeuse diffuse.

Parmi les observations publiées depuis le travail de Labbé, nous en trouvons une qui se rapproche en certains points de celle de M. Hutinel : c'est celle du Pr Sangalli, de Milan (1).

Dans un travail d'ensemble excellent, où il rapporte en outre une observation personnelle de tuberculose myocardique nodulaire et une observation de grosse masse caséeuse, il décrit une troisième forme observée récemment (1896) par lui et consistant en une véritable infiltration tuberculeuse myocardique.

Il rapporte cette observation avec de nombreux détails tant cliniques qu'anatomiques :

---

(1) Sangalli. *Gaz. méd. lomb.* Milan, 1896.

Il note d'abord des lésions de tuberculose péricardique, mais les altérations les plus caractéristiques étaient les suivantes : au niveau de chaque ventricule se trouvait une masse blanchâtre, consistante, s'enfonçant dans le myocarde, mais bien distincte des lésions du péricarde.

Au niveau des oreillettes, par contre, on ne trouvait plus de masse blanche homogène ; mais les parois auriculaires présentaient des stries de tissu blanc analogue à celui trouvé dans le tissu ventriculaire. Ces stries blanchâtres étaient séparées par des stries roussâtres qui n'étaient autres que du tissu musculaire intact, au moins en apparence, car l'examen microscopique montra qu'en certains points les fibres musculaires étaient en voie d'atrophie et en d'autres dissociées par des amas de petites cellules, arrondies comme les cellules lymphoïdes, et d'autres ressemblant à des cellules géantes. L'examen bactériologique permit de constater la présence de bacilles de Koch quoique en petit nombre.

4° Enfin, depuis la thèse de Brehmer (1), quelques auteurs ont admis une quatrième forme de tuberculose du myocarde. Dans ce cas, il s'agirait d'une véritable *myocardite tuberculeuse*. Il n'est fait aucune allusion à l'observation de Brehmer dans les mémoires de Pollak et de Mendez, ni dans la thèse de Valentin.

Teissier (2), dans sa thèse, la résume ainsi :

---

(1) Brehmer. Diss. inaug, Halle, 1883.
(2) Teissier. *Thèse*, Paris, 1893.

« Il s'agit d'un jeune homme de 17 ans mort de tuberculose généralisée secondaire.

L'examen du cœur montra une légère hypertrophie et, au milieu du myocarde vaguement décoloré, l'existence de petits points plus ou moins fermes, d'un blanc grisâtre.

Au microscope, on voyait sous l'endocarde des faisceaux fibreux épais marchant parallèlement aux fibres musculaires. Aucun point du myocarde n'était sain. Toujours le tissu conjonctif prédominait. Les néoformations fibreuses étaient surtout accusées sous l'endocarde; au milieu d'elles, on trouvait des amas embryonnaires assez bien limités; il existait un assez grand nombre de cellules géantes. Aucun point n'était nettement caséifié, mais on constatait certains amas d'une substance finement granuleuse paraissant surtout provenir de la fonte en bloc des cellules musculaires ».

Teissier dit que c'est avec raison que Brehmer admit dans ce cas l'existence d'une myocardite tuberculeuse, vu la prédominance du tissu conjonctif autour des noyaux tuberculeux et malgré l'absence de cellules épithélioïdes ou même de processus de caséification, malgré enfin la distribution désordonnée des cellules géantes au sein de l'infiltration cellulaire.

Avec Teissier, Barié et Kaufmann ont admis la possibilité de cette véritable myocardite de nature tuberculeuse, se basant pour cela comme lui sur l'unique cas de Brehmer. Mais il est à remarquer que dans l'observation de ce dernier, il n'est pas noté que l'examen bactériologique soit venu démontrer la présence de bacilles de

Koch au milieu de ces productions néoplasiques. L'examen histologique a, il est vrai, révélé l'existence de cellules géantes; mais on sait que celles-ci ne sont pas exclusivement propres au tubercule; elles ne peuvent donc être regardées comme spécifiques de la tuberculose, puisqu'elles existent dans un grand nombre de processus : dans certaines lésions inflammatoires chroniques, dans les sarcomes, dans les ulcères chroniques, dans les lésions syphilitiques même. Seule, la présence du bacille de Koch permet d'affirmer l'origine spécifique de la lésion observée. La nature tuberculeuse de la myocardite décrite par Brehmer peut donc être mise en doute.

Cependant Labbé, qui admet cette myocardite tuberculeuse, dit qu' « on peut rapprocher de ce fait une observation de cirrhose tuberculeuse du cœur chez le cheval, rapportée par Cadiot, Gilbert et Roger : le muscle était grisâtre et ferme, parcouru par des bandes fibreuses au milieu desquelles étaient de petites granulations : le tissu conjonctif occupait non seulement les cloisons interfasciculaires, mais pénétrait entre les fibres musculaires qui, par suite de la compression, avaient en certains points perdu leur striation ou s'étaient atrophiées; les granulations tuberculeuses discrètes et pauvres en bacilles étaient placées au centre des bandes scléreuses (1) ».

Et il ajoute : « Si l'on songe enfin que le bacille

---

(1) Labbé. *Loc. cit.*

tuberculeux peut créer, soit directement, soit par l'intermédiaire de ses toxines, une sclérose de la plupart des organes où il se développe (cirrhose hépatique tuberculeuse, foie ficelé de Hanot et Gilbert, tuberculose pulmonaire fibreuse, néphrite tuberculeuse), on est porté à admettre l'origine tuberculeuse de certaines scléroses du cœur, bien que les granulations spécifiques n'y occupent qu'une place minime en apparence et que la coloration des bacilles de Koch y soit impossible ».

Il est à remarquer que dans nombre d'observations de tuberculose du myocarde on a noté qu'il existait des lésions, minimes il est vrai, de sclérose. Ainsi, dans le cas de M. Hutinel, l'examen histologique a montré que le tissu myocardique est, en certains points, « dissocié faisceau par faisceau, et même fibre par fibre par du tissu conjonctif adulte, presque fibreux sans aucune infiltration de cellules embryonnaires » (1). De même dans l'observation de Labbé, le tissu conjonctif est en beaucoup de points enflammé et hypertrophié en voie de prolifération. Sur la pièce qui nous a été donnée par M. Durante et reproduite à l'observation IV, l'examen histologique montre que la masse tuberculeuse est entourée d'une zone inflammatoire fibroïde.

En somme, on est donc en droit de se demander si la bacille de Koch, agissant probablement par les toxines qu'il secrète, n'est pas capable de créer au sein du muscle cardiaque des lésions de scléroses accentuées

---

(1) Labbé. *Loc. cit.*

formant une véritable myocardite scléreuse de nature tuberculeuse.

En résumé, la tuberculose paraît se manifester dans le myocarde sous les mêmes formes anatomiques que dans le poumon ; tantôt il s'agit de tubercules miliaires, tantôt de masses caséeuses, tantôt d'infiltration tuberculeuse ; enfin, peut-être, existe-t-il une quatrième forme analogue à la phtisie fibreuse : la myocardite fibreuse.

Au point de vue histologique, les lésions tuberculeuses présentent dans le myocarde des caractères analogues à ceux qu'elles pourraient avoir dans tout autre organe. Le microcospe permet d'y déceler la présence de follicules embryonnaires, de follicules typiques avec cellules géantes entourées d'une double zone ordinairement incomplète de cellules épithélioïdes et de cellules lymphatiques, de follicules anciens dont le centre est devenu caséeux.

Il est à remarquer que dans tous les cas où l'examen histologique a été fait, on n'a pu découvrir le stade ultime des lésions tuberculeuses, c'est-à-dire l'ulcération : la masse tuberculeuse s'ouvrant soit dans le péricarde soit dans l'endocarde. Nous avons déjà dit que macroscopiquement l'ulcération n'avait pas été constatée, mais que cependant, dans un cas, Murchison affirma qu'il y avait ulcération.

Quant à la recherche des bacilles, elle paraît avoir été positive dans tous les cas où elle a été faite.

Valentin dit que « les quelques examens que nous

possédons s'accordent à montrer les bacilles comme peu nombreux ». Or, dans les observations publiées depuis son travail dans les cas où la recherche bactériologique a été pratiquée, nous remarquons que bien souvent les bacilles ont été décelés en assez grande quantité. Ils ont été reconnus notamment très nombreux dans les cas de M. Hutinel, de Labbé, de Stoïcesco. Notre Fig. IV, Pl. II provenant d'une coupe du cœur observé par Fontoynont nous montre une quantité extrêmement considérable de bacilles de Koch, formant un feutrage épais concentrique à la lumière d'un vaisseau. Au contraire, il n'existait que peu de bacilles dans le cas qui forme notre observation III ainsi que dans ceux de Brosch, de Sangalli, de Kaufmann.

Nous ajouterons avec Valentin qu'il est regrettable que dans beaucoup de faits on n'ait pas pratiqué cette recherche bactériologique puisqu'elle constitue un élément obligatoire du diagnostic anatomique.

Lésions accessoires. — Dans un cas (celui de Demme) on ne constata à l'autopsie d'autre lésion tuberculeuse que celles du myocarde ; le péricarde et l'endocarde étaient sains et aucun des viscères ne présentait trace de tuberculose. Ce fait est absolument unique ; généralement les lésions tuberculeuses d'autres organes sont nombreuses. Les plus fréquentes sont celles des séreuses du cœur (principalement le péricarde), celles des ganglions du médiastin et des poumons.

La tuberculose du péricarde est très fréquente. Dans la majorité des observations on a noté, à côté de la myocardite, l'existence d'une péricardite tuberculeuse récente ou ancienne ; très souvent il existe même une symphyse complète du péricarde avec noyaux caséeux. Quelquefois, il est vrai, cette péricardite adhésive peut ne pas être de nature tuberculeuse comme dans le cas de Kaufmann, mais dans ces cas de péricardite simple on est en droit de se demander si l'inflammation n'a pas été primitivement tuberculeuse et ne s'est pas terminée par résorption complète des foyers caséeux.

Le péricarde enfin peut renfermer une certaine quantité de liquide (Obs. de Stoicesco et Babès).

L'endocarde peut également présenter des granulations tuberculeuses, mais le fait est extrêmement rare ; il s'en trouvait par exemple dans le cas de Stoicesco et Babès.

On a signalé l'hypertrophie du cœur ou la dilatation de ses cavités. On conçoit en effet facilement que des masses volumineuses ou même la simple infiltration des parois soient un obstacle au bon fonctionnement de l'organe et que par suite, comme dans toute cardiopathie, le cœur luttant contre l'envahissement du processus morbide, présente une certaine suractivité fonctionnelle, se dilate, puis s'hypertrophie.

Townsend, dans un cas, a constaté qu'un gros tubercule développé dans l'oreillette gauche avait déterminé la compression des veines pulmonaires, d'où des crises de dyspnée observées pendant la vie du malade.

Kaufmann a également observé le rétrécissement des orifices (veines caves et veines pulmonaires).

« Un point important mais malheureusement mal connu, dit Valentin, ce sont les altérations des fibres cardiaques. Cette étude n'a guère était faite. On a bien noté l'état flasque, la coloration plus ou moins pâle du muscle cardiaque, mais les rapports intimes des fibres musculaires avec le tubercule sont à peu près inconnus. C'est encore l'observation de Mendez qui nous fournit les renseignements les plus précis. Il note la décoloration, l'absence de noyau, la disparition des stries au voisinage de la masse. C'est ce qu'on a d'ailleurs toujours noté dans les cas de tuberculose des muscles. Dans le fait de M. Potain, malgré l'insuffisance de la technique histologique de l'époque (1862), on trouve notée une disparition progressive des fibres avec une disposition analogue à celle que signale l'auteur américain ».

Or, dans les observations publiées depuis la thèse de Valentin, les altérations de la fibre cardiaque ont été mieux étudiées.

« Dans les deux cas (Labbé et Hutinel) que nous avons observés, dit Labbé, nous n'avons pas trouvé d'altérations des fibres musculaires et nous avons, au contraire, été frappés de constater leur intégrité au voisinage même du tubercule alors que la pénétration des faisceaux musculaires par les éléments tuberculeux est si intime. Nous n'avons trouvé qu'une diminution progressive du volume des fibres, comme si elles avaient été atrophiées sous l'influence de la compression produite par l'infiltration tuberculeuse » (1).

---

(1) LABBÉ. *Revue des maladies de l'enfance*, 1896.

Dans leur observation, Stoïcesco et Babès ont noté surtout une diminution des fibres musculaires, dont quelques-unes en certains points étaient fragmentées et pigmentées à leur centre.

Bruggisser et Brosch n'ont noté aucune altération du muscle, ils n'ont constaté tous deux qu'une dissociation des fibres musculaires.

Sangalli, également, a vu cette dissociation, mais il a noté de plus que les fibres étaient amincies irrégulièrement et infiltrées dans leur partie moyenne de petites granulations adipeuses. Il a constaté enfin la présence dans les tractus conjonctifs interfasciculaires de petites cellules arrondies ressemblant à des cellules lymphoïdes: quelques fibres avaient perdu toute trace de noyau, d'autres avaient totalement disparu et avaient été remplacées par des amas de ces petites cellules rondes.

M. Letulle, à propos de la communication de Fontoynont du cas qui fait objet de notre observation I, a donné à la Société anatomique une description histologique de l'état des fibres musculaires cardiaques ; nous donnons cette description détaillée plus loin.

Sur une des coupes provenant du cœur de ce malade, il nous a été facile de suivre la disparition progressive des fibres cardiaques au fur et à mesure que la masse tuberculeuse s'avance dans le myocarde. Au milieu de la masse caséeuse se voient une certaine quantité de noyaux ; les uns ne sont plus que des fragments de nucléine réunis en amas, et constituant autant de squelettes ou de résidus de noyaux désagrégés par la nécrose tuberculeuse ; les autres ont conservé une forme encore à peu près reconnaissable et appartiennent à des cellules musculaires en voie d'atrophie. Celles-ci font contraste avec les cellules encore saines qu'on voit en haut de la préparation (fig. 3, pl. II) ; elles ont des dimensions moindres, elles sont pâles ; leur protoplasma présente un état pulvérulent et dans certaines d'entre elles on constate un état vacuolaire très accusé ; leur noyau est pâle et de petite dimension.

Sur les coupes du cœur provenant du laboratoire de M. Letulle (Obs. IV), il était également très facile de voir cette dégénérescence vacuolaire des cellules musculaires.

En dehors des lésions cardiaques ou péricardiques, il existe fréquemment des tubercules dans les poumons. Il peut y avoir des signes de pleurésie ancienne ou récente (Nattan-Larrier, Sangalli).

Les ganglions trachéo-bronchiques et périaortiques sont fréquemment le siège d'une tuberculose manifeste et sont même quelquefois totalement caséifiés. De même pour les ganglions mésentériques (Sangalli).

On a noté encore la présence de tubercules dans divers organes: le cerveau (Barié), la rate (Labbé), le foie, les reins (Nattan-Larrier, Hutinel), les uretères (Nattan).

Dans un cas de Sangalli, il existait deux petites tumeurs sous-cutanées, probablement tuberculeuses, l'une sous le mamelon gauche, l'autre au niveau de l'épaule correspondante, pour lesquelles le malade fut traité dans un service de chirurgie. A l'autopsie, on découvrit, outre de petites masses tuberculeuses dans le myocarde, deux noyaux de la grosseur d'une noix, contenant de la matière caséeuse, qui s'étaient développés entre la paroi thoracique et la plèvre costale du côté gauche.

Une malade de Péron qui fit un séjour de huit mois à l'hôpital, présenta, outre de minimes lésions pulmonaires, une série d'abcès froids du coude, du péroné, des côtes : à l'autopsie, on trouva une masse caséeuse dans le myocarde.

DIAGNOSTIC ANATOMIQUE

Nous verrons plus loin que le diagnostic clinique de la tuberculose du myocarde est impossible à faire. Le diagnostic anatomique est lui-même assez délicat. C'est ce qui fait que certains des cas publiés comme étant des faits de tuberculose myocardique ont pu paraître douteux. En effet, l'examen macroscopique à lui seul ne permet pas d'affirmer la nature des lésions, il faut lui ajouter l'examen histologique et même pour des raisons que nous avons exposées précédemment, celui-ci n'est pas suffisant et il doit être complété par l'examen bactériologique.

C'est qu'en effet la tuberculose du muscle cardiaque présente comme aspect la plus grande analogie avec la syphilis de cet organe; l'opinion de Virchow exposée plus haut en est la meilleure preuve.

Les gommes cardiaques, comme les tubercules, siègent en n'importe quel point du cœur; leur nombre et leur volume est également variable. Ce sont des amas de substance jaune, molle et désagrégée, proéminant à la surface interne ou externe du cœur ou siégeant en plein muscle. Quelques-unes sont très petites (gommes miliaires); le cœur peut alors en être farci. D'autres ont le volume d'un pois, d'un haricot ou même d'un œuf de pigeon: voilà déjà des caractères assez nombreux qui sont également ceux de la tuberculose cardiaque. Leur consistance serait généralement assez dure; elles sont sèches plutôt qu'humides à la coupe et, d'après M. Cornil, « la néoplasie gommeuse n'aurait pas de tendance dans le muscle cardiaque à se ramollir et à s'évacuer ». Cependant elles pourraient, dans certains cas, être molles et se vider dans l'intérieur du cœur après avoir perforé les séreuses.

Les productions gommeuses sont entourées d'un anneau scléreux qui manque habituellement dans le tubercule, mais qu'on peut cependant rencontrer, comme le montre notre figure 2 (Obs. III). En somme, en dehors de la recherche des bacilles de Koch, il n'existe pas de moyen absolument irréfutable pour différencier nettement la gomme syphilitique de la gomme tuberculeuse.

Le cancer du cœur pourrait également être confondu avec la tuberculose; mais celui-ci est extrêmement rare. L'examen macroscopique est d'ordinaire facile; la mollesse encéphaloïde ou la dureté ligneuse des noyaux cancéreux ne rappellent guère les masses caséeuses de la tuberculose; en outre, l'examen histologique montrera l'arrangement des éléments de la tumeur et sa nature épithéliale; enfin, au besoin, dans le cas de masses cancéreuses caséifiées, l'absence des bacilles complètera le diagnostic.

« Les productions actinomycosiques, dit Valentin,

avec leur consistance molle, leur coloration jaunâtre pourront faire illusion plus facilement, mais la constatation à l'œil nu de grains jaunes et les examens microscopique et bactériologique lèveront tous les doutes.

« Il s'agit là, d'ailleurs, d'une affection exceptionnelle en pathologie humaine, et qui, jusqu'à présent, s'est surtout présentée à l'observation des vétérinaires ».

Nous dirons donc avec Valentin que « c'est en définitive à l'examen bactériologique qu'il faut s'adresser, c'est lui qui fournit dans tous les cas le meilleur, et dans quelques cas, le seul criterium certain ».

PATHOGÉNIE

S'il faut en croire l'observation de Demme, la tuberculose du myocarde pourrait être primitive. Il s'agissait, dans ce cas, d'un enfant qui, toutes les trois semaines environ, avait des accès de dyspnée, ressemblant à des accès d'angine de poitrine, de cinq minutes de durée environ et se terminant par une perte de connaissance. Le malade mourut subitement dans un de ces accès.

A l'autopsie, on trouva trois tubercules dans le ventricule gauche et quelques petits tubercules dans le ventricule droit.

Il n'existait aucune trace de lésions bacillaires, ni dans les poumons ni dans les autres organes. D'après l'observation, il n'y aurait pas de doute sur cette forme primitive de tuberculose cardiaque, mais Labbé fait observer avec raison que « le manque d'examen histologique, la recherche insuffisante de la tuberculose des autres organes, la difficulté bien connue de retrouver la porte d'entrée du bacille de Koch, laissent planer un doute sur la localisation cardiaque primitive (1) ».

---

(1) LABBÉ. *Revue des maladies de l'enfance*, 1896.

Deux autres cas ont été considérés par leurs observateurs comme étant une tuberculose primitive du myocarde. Ce sont ceux de Knopf et de Hirschprung, mais leurs malades étaient atteints de tuberculose miliaire aiguë généralisée. Valentin pense qu'il est bien probable que c'est la diffusion dans le torrent circulatoire des produits infectieux provenant de ces masses tuberculeuses du cœur qui a amené l'explosion aiguë. Pour nous, nous dirons avec Labbé que rien ne permet d'affirmer que la tuberculose myocardique a été la première en date.

Quoi qu'il en soit, s'il existe des faits de tuberculose primitive du myocarde, ils sont assurément extrêmement rares et le cœur paraît bien être en ce point semblable aux autres muscles où la tuberculose est le plus souvent secondaire.

Comment le bacille de Koch est-il amené dans le tissu musculaire du cœur dans cette seconde forme? La propagation des lésions tuberculeuses d'un organe à un autre peut se faire de trois manières différentes: tantôt elle se fait par continuité, la masse tuberculeuse primitive envahissant de proche en proche les tissus sains; tantôt le bacille se trouve charrié par le courant sanguin et déposé au milieu des organes, loin de la lésion primitive; c'est ainsi que s'explique l'origine de la tuberculose miliaire secondaire (loi de Bühl); tantôt enfin la propagation peut se faire par la voie lymphatique.

Le premier mode se trouverait réalisé dans certains cas où il existe une tuberculose du péricarde; c'est ce qu'on observerait notamment dans la pommelière des bovidés, comme a pu le constater Péron à l'École d'Alfort et c'est ce qui semble s'être passé dans un cas de Fauvel rapporté par Rilliet et Barthez. Voici d'ailleurs comment l'auteur explique l'origine des lésions: la présence de tubercules a déterminé des adhérences entre les deux feuillets du péricarde, alors « les tubercules emprisonnés dans un sac fibreux ont éprouvé de la résistance à leur accroissement excentrique; cependant, la sécrétion continuant à s'opérer, il a bien fallu que ce produit secrété se fît place, et tout naturellement il s'est frayé un passage entre les fibres charnues du cœur jusqu'à sa surface interne où il a rencontré l'endocarde, qui lui-même, a été soulevé et qui aurait été bientôt perforé si la vie s'était prolongée plus longtemps (1) ».

Cette explication paraît excellente pour des cas semblables, mais elle ne peut rendre compte de ceux où les masses tuberculeuses se développent au milieu même du myocarde sans avoir de rapport avec les masses pouvant siéger au niveau du péricarde, chose qu'ignorait Fauvel, puisqu'il disait: « Je ne sache point qu'on ait jamais rencontré de la matière tuberculeuse enveloppée de toute part dans le tissu charnu du cœur (2) ».

Le plus souvent on note qu'il existait une tuberculose des ganglions trachéo-bronchiques, et cela surtout chez les enfants, ou encore une tuberculose pulmonaire.

Lorsqu'il existe des tubercules miliaires dans le tissu cardiaque et aussi dans les divers organes de l'économie

---

(1) Rilliet et Barthez. Tr. des mal. de l'enfance.
(2) Rilliet et Barthez. Tr. des mal. de l'enfance.

(foie, rate, rein, cerveau), il est facile de comprendre l'origine de la tuberculose myocardique. Elle se trouve expliquée par la loi de Bühl: la granulie est consécutive à la résorption des produits caséeux primitifs (foyers pulmonaires, ganglionnaires, osseux, articulaires, etc.), ou à la pénétration de matière caséeuse dans le système circulatoire charriant le bacille de Koch et le déposant au sein même des tissus. C'est ce qui a eu lieu probablement dans nos observations III et IV. C'est ainsi que Péron a pu déterminer expérimentalement une forme de tuberculose térébrante du myocarde, chez le chien particulièrement, en injectant des bacilles très virulents dans le sang.

Mais lorsqu'il existe des masses caséeuses énormes, comme celles observées par Nattan-Larrier, Fontoynont, Sangalli (Obs. I, II et VI), est-il possible d'admettre cette propagation par la voie sanguine ?

Dans les cas où il existe des lésions de tuberculose pulmonaire, on pourrait penser, comme le dit Valentin, à un transport direct par les veines pulmonaires, mais, comme il l'ajoute avec raison, « une pareille migration produirait certainement une tuberculose aiguë, généralisée et ne donnerait pas aux tubercules cardiaques le temps de passer à l'état caséeux ».

Il faut donc chercher une autre manière d'expliquer la pathogénie de ces lésions, et c'est dans la propagation du bacille de Koch par la voie lymphatique, que nous la trouvons. Cette opinion, Valentin, Labbé, Barié, l'ont soutenue; c'est également ainsi que dans son observation de 1896, Sangalli semble expliquer la production des lésions myocardiques qu'il a observées et qui ne présentaient aucun contact avec les masses tuberculeuses péricardiques.

Pour Sänger la tuberculose du myocarde est le plus souvent consécutive à une tuberculose des ganglions trachéo-bronchiques. Parmi les observations récentes, dans les cas de Labbé, d'Hutinel, de Barié, de Fontoynont, de Nattan-Larrier, de Brosch, de Kaufmann et de Sangalli, on a toujours constaté une tuberculose de ces ganglions qui étaient volumineux, caséifiés. Or, c'est dans les ganglions situés à la base du cœur, réunis eux-mêmes à ceux qui accompagnent la trachée et les bronches, que se rendent les vaisseaux lymphatiques provenant du myocarde.

Nous dirons donc avec notre maître, M. Letulle, à qui nous l'avons entendu soutenir dans ses leçons, que c'est fort probablement par la voie lymphatique que se font les infections bacillaires ou caséeuses du myocarde. Ce mode de propagation expliquerait comment le tubercule siège dans la profondeur même du myocarde, dans les interstices des faisceaux musculaires succédant ainsi le plus souvent à une tuberculose des glanglions lymphatiques du médiastin.

L'objection qu'on pourrait faire à cette explication, c'est qu'il faut admettre que les bacilles emportés par les phagocytes, suivent à rebours le courant lymphatique. Nous y répondrons en disant que pour le cancer qui se propage très souvent par voie lymphatique, M. Troisier a démontré avec quelques faits à l'appui, que les éléments cancéreux introduits dans les voies lymphatiques pouvaient suivre une marche rétrograde, par rapport au courant.

Pourquoi ne pourrait-on pas admettre le même fait pour la tuberculose ?

ÉTUDE CLINIQUE

L'histoire clinique de la tuberculose du myocarde constitue la partie la moins connue de l'étude de cette affection.

Les phénomènes qui se produisent pendant la vie sont souvent d'une banalité si commune, que rien de particulier ne permet de supposer que le cœur soit atteint de lésions aussi volumineuses que celles qui se dévoilent à l'autopsie. Et même dans les cas où quelques symptômes se sont manifestés du côté du cœur et de la circulation générale, on est loin d'incriminer le cœur lui-même; les symptômes sont mis sur le compte de lésions d'autres organes qui attirent davantage l'attention et qui peuvent expliquer avec plus ou moins de vraisemblance les troubles circulatoires.

Dans nombre de cas il s'agit d'individus atteints de tuberculose pulmonaire; l'attention est surtout attirée vers les poumons, le foie, les reins, et les lésions de ces organes suffisent en général pour expliquer les troubles circulatoires, s'il en existe.

Le malade de Fontoynont est atteint de pleurésie

gauche, il meurt en somme asphyxié comme un pleurétique. A l'ouverture du cœur on trouve 14 noyaux tuberculeux, dont deux atteignaient le volume d'un œuf de pigeon !

Le malade de Nattan-Larrier est un vieil alcoolique qui entre à l'hôpital pour une affection pulmonaire aiguë, sans caractère bien défini. Il meurt et on trouve dans l'oreillette droite une énorme masse tuberculeuse !

Tantôt il s'agit d'une tuberculose aiguë à marche rapide; les symptômes généraux de la granulie sont dans ce cas suffisants pour comprendre les phénomènes morbides de la circulation.

Tantôt le tableau de l'asystolie peut être le terme de la maladie. Le patient meurt véritablement comme un cardiaque. Dans ce cas-là encore, les lésions d'autres organes sont mises en avant, pour expliquer les désordres observés et l'on ne songe pas au myocarde. C'est ainsi que le malade de M. Hutinel mourut comme un cardiaque. Mais il existait chez lui des lésions pulmonaires; le foie était très hypertrophié, le petit malade avait une ascite suffisante pour nécessiter une ponction. Les lésions du cœur cependant devenant plus apparentes, on nota des modifications dans le rythme de ses battements (rythme fœtal, bruit de galop). « L'enfant, dit l'observation, qui pendant longtemps avait eu l'aspect d'un cirrhotique, prend de plus en plus l'aspect d'un cardiaque » (1). Mais il parut être devenu un cardiaque

---

(1) Hutinel. *Revue mens. des mal. de l'enfance*, 1893.

parce qu'il présentait des lésions hépatiques et cependant on découvrit à l'autopsie une symphyse du péricarde; celui-ci contenait dans son épaisseur des noyaux caséeux et le muscle cardiaque lui-même présentait des lésions de nature tuberculeuse.

L'existence de la symphyse cardiaque avait bien été diagnostiquée pendant la vie, mais jamais on ne perçut le moindre souffle pouvant faire penser à une lésion des orifices ou à une altération profonde du myocarde.

En somme, dans toutes les observations où les symp tômes présentés par le cœur sont notés, on ne trouve que des indications assez vagues ne permettant pas de soupçonner les lésions qui se révèleront à l'autopsie.

L'arythmie, la tachycardie, l'embryocardie, parfois de la douleur précordiale, des phénomènes asystoliques, de la dyspnée, des modifications du pouls qui devient faible, irrégulier: tels sont les symptômes ordinairement notés chez les sujets atteints de tuberculose myocardique.

Il est cependant des cas où la symptomatologie attire tout particulièrement l'attention du côté du cœur. Il existe une observation qui, à cet égard, présente le plus haut intérêt; elle est citée par tous ceux qui ont écrit sur la tuberculose myocardique; c'est celle de Demme. Nous en avons déjà dit un mot au début de notre chapitre de pathogénie. Le malade qui en fait le sujet, un enfant de 5 ans, était atteint d'accès de dyspnée qui se terminaient au bout de 5 minutes par la perte de connaissance. Ces accidents se reproduisaient à peu près toutes les 3 semaines; dans l'intervalle, l'enfant se portait bien. Les battements du cœur étaient faibles et irréguliers pendant les accès, de rythme normal pendant les intervalles. On ne constata aucun signe anormal au poumon: l'enfant mourut presque subitement dans un de ces accès.

Valentin, à propos de cette observation, se demande « si les accès dyspnéiques *séparés* par des intervalles de bon fonctionnement cardiaque ne sont pas précisément le signe de la tuberculose du cœur ». Nous dirons qu'en tous cas ce ne serait pas un fait particulier aux tubercules du myocarde. Les accès notés dans l'observation de Demme ressemblent à des accès d'angine de poitrine, et les mêmes symptômes sont notés dans les anévrysmes aortiques, dans l'adénopathie trachéo-bronchique par exemple, ces tumeurs venant comprimer et irriter les rameaux cardiaques du pneumogastrique. C'est par ce même mécanisme qu'il nous semble falloir expliquer les accès dyspnéiques du malade de Demme.

Les symptômes observés par Stoicesco et Babès chez leur malade se rapprochent tout à fait de la description de Demme. Il s'agit de ce sergent de ville dont nous avons parlé dans notre chapitre d'étiologie, qui, à trois semaines d'intervalle, eut deux accès caractérisés par une violente oppression précordiale et par une dyspnée intense; les mouvements cardiaques étaient violents et la douleur tellement paroxystique qu'il ne pouvait articuler une parole; mais il n'y eut pas de perte de connaissance. Le diagnostic de myocardite aiguë fut posé pendant la vie et le malade mourut subitement. Un autre malade, celui de Townsend présenta une cyanose très manifeste, et des accès paroxystiques de dyspnée et des palpitations. Ces phénomènes dénotaient assurément une gêne circulatoire. Nous avons mentionné déjà la raison probable de ces symptômes : l'autopsie permit de constater en effet dans l'oreillette gauche la présence d'un gros tubercule qui comprimait les veines pulmonaires.

En résumé, dans beaucoup de cas, l'absence de renseignements cliniques ne permet même pas de soupçonner l'existence des lésions parfois considérables que l'autopsie révèle. Puis, quand bien même il existerait des signes manifestes du côté du cœur et de l'appareil circulatoire, ces symptômes sont ceux d'une myocardite quelconque et rien ne permet de prévoir leur nature tuberculeuse ; on songera plutôt bien souvent à une myocardite toxique.

La tuberculose du myocarde est comparable en cela à la syphilis du cœur, si nous nous rapportons à ce que dit M. Mauriac de cette affection : « Rien de plus vague et de plus incomplet que les signes et les troubles fonctionnels de ces cardiopathies. La plupart du temps l'affection reste inaperçue jusqu'à ses dernières phases, et elle se termine brutalement par une asystolie rapidement progressive ou par la mort subite (1)».

Nous dirons donc avec Valentin qu' « on ne peut songer à établir sur des bases solides le diagnostic différentiel de l'affection qui nous occupe. On devra y songer quand on verra se développer chez un tuberculeux

---

(1) Mauriac. Nouvelles leçons sur les maladies vénériennes, 1890.

avéré, le symptôme de l'asystolie ou apparaître des crises syncopales; mais on ne sera en tous cas autorisé qu'à émettre une simple supposition ».

Nous ajouterons encore, avec le même auteur, qu'il va sans dire que si l'affection était reconnue elle comporterait un pronostic absolument fatal.

STATISTIQUE

Cas de tuberculose du myocarde actuellement connus :

Sänger (1879), réunit 22 cas, comprenant les observations publiées jusqu'à cette époque, sauf celle de M. Potain :

Potain.	1862	1 cas.
Hirschprung.	—	1 cas.
Albert.	—	1 cas.
Demme.	1887	1 cas.
Rochet.	1887	1 cas.
Steffen.	—	1 cas.
Pollak.	1891	1 cas.
Clœssen.	1892	1 cas.
Sander.	—	1 cas.
Knopf.	—	1 cas.
Noël.	—	1 cas.
Semprun.	1893	1 cas.
Bret.	—	1 cas.
Hutinel.	—	1 cas.
Zuber.	1894	1 cas.
Brüggisser.	—	1 cas.

Mendez.	—	1 cas.
Stoïcesco et Babès.	1895	1 cas.
Labbé.	1896	1 cas.
Barié.	—	1 cas.
Brosch.	—	1 cas.
Sangalli.	—	3 cas.
Fontoynont.	1897	1 cas.
Nattan-Larrier.	—	1 cas.
Péron.	—	2 cas.
Kaufmann.	—	1 cas.

Nous ajouterons à cette statistique les deux observations que nous publions, ce qui porte à 53 le nombre des cas de tuberculose du myocarde. Nous n'avons pas compté dans cette statistique le cas de myocardite fibreuse, soi-disant de nature tuberculeuse qui fut observée par Brehmer, car cette observation est unique, et il ne nous paraît pas possible, pour les raisons que nous avons exposées, d'affirmer la nature bacillaire de l'affection, si vraisemblable qu'elle puisse paraître à certains auteurs.

OBSERVATIONS

Observation I

(Dr Fontoynont. — *Bulletin de la Société anatomique*, 1897.)

D..., Adolphe, 56 ans, charretier.

Aucun *antécédent héréditaire*. Aucun *antécédent personnel*. Il avait joui d'une santé satisfaisante jusqu'au 25 août 1896, moment où il fut pris subitement d'un violent point de côté gauche avec frissons répétés.

Le 14 *septembre*, il entre à l'hôpital. Température le soir : 38° ; le lendemain matin 38°. Signes de pleurésie abondante à gauche. Teint jaune paille avec légère bouffissure du visage, pommettes saillantes un peu rosées, yeux excavés. Pouls régulier, mais petit et faible. Cœur fortement déplacé. Les bruits s'entendent difficilement.

16 *septembre*. — Ponction pleurale : 4 litres de liquide jaune citrin ne présentant rien d'anormal à l'examen microscopique.

21 *septembre*. — Nouvelle ponction : 300 grammes de liquide semblable au premier. La température tombe à 37° et s'y maintient. Les battements du cœur sont faibles, mais réguliers. Aucun souffle.

2 *octobre*. — Les signes d'épanchement persistent. Le foie est gros et descend à 4 travers de doigt au-dessous des fausses côtes. Il est douloureux à la pression. La rate est hypertrophiée (6 à 7 travers de doigt). Les battements du cœur sont réguliers, mais

mal frappés, sans énergie. Pour la première fois, on note de l'albumine dans les urines.

5 *octobre*. — 3e ponction : 500 grammes de liquide toujours semblable au premier ; à plusieurs reprises, pendant la ponction, le malade tousse, pâlit et semble sur le point d'avoir une syncope.

7 *octobre*. — Amendement des symptômes pulmonaires. Malgré cette amélioration, le malade se sent très faible. Il peut à peine se tenir debout pendant quelques instants. Le visage est décoloré, le regard sans expression, triste plutôt. Le foie est encore augmenté de volume (6 travers de doigt au-dessous des fausses côtes).

27 *octobre*. — Le malade se cachectise. Pouls régulier, mais très petit. Les battements cardiaques sont faibles, à peine perceptibles. Pas de souffle.

6 *novembre*. — Foie très hypertrophié, arrivé à un travers de doigt de l'épine iliaque antérieure. Rate grosse. Le cœur bat régulièrement, mais très faiblement. Aucun souffle. Il est hypertrophié. La pointe bat sous la 6e côte, mais elle est très difficile à sentir.

Le poumon droit est le siège d'une submatité totale. On y entend comme une pluie de râles fins dans toute la hauteur, surtout au niveau de la base gauche.

20 *novembre*. — Abattement complet. Le moindre mouvement est pénible et douloureux.

Le malade reste somnolent, réveillé de temps en temps par des crises de dyspnée violente. Le pouls est très faible, rapide. Les urines sont rares (à peine un demi-litre), colorées et très riches en albumine. Tous ces symptômes s'accentuent jusqu'au 31 décembre 1896, jour où le malade s'éteint peu à peu après quelques instants de forte dyspnée.

Autopsie. — *Œsophage, estomac*. — Normaux.

Foie. — 2,250 grammes. Type du foie, gros, tuberculeux. Périhépatite prononcée.

Rate. — 880 grammes. Dure, résistante, à surface granuleuse. Trace de périsplénite ancienne et étendue.

Reins gros, mous, flasques, blanchâtres. Lésions corticales et centrales.

Cerveau. — Rien d'anormal.

Appareil respiratoire. — La plèvre gauche adhérente est inséparable du thorax dans la plus grande partie de son étendue. Des parcelles de poumon restent attachées au feuillet viscéral et pariétal considérablement épaissi. La plèvre médiastine fait corps avec le péricarde et en faisant une section de cette plèvre, on trouve en même temps le péricarde très fortement épaissi, adhérent au myocarde. Le poumon droit est volumineux, congestionné. Emphysème prononcé de la base. Séries de granulations tuberculeuses dans tout le reste de la hauteur.

Cœur. — Le péricarde ne peut être détaché du myocarde. Les feuillets en sont très épaissis, infiltrés de matière tuberculeuse. Il y a tous les signes d'une symphyse tuberculeuse, qui réunit le poumon gauche au péricarde d'une part ; le péricarde au myocarde de l'autre.

La plèvre droite est relativement peu adhérente au péricarde.

Les ganglions médiastinaux sont gros, tuberculeux. Ceux du hile sont peu volumineux ; mais ceux dits trachéo-bronchiques atteignent au contraire le volume d'une petite noix. On les constate à la coupe remplis d'une matière caséeuse. Il en existe un entre autres, anthracosique et caséifié, situé au-dessous de la crosse aortique.

Le cœur est hypertrophié et l'augmentation de volume porte surtout sur les cavités droites, en particulier l'oreillette qui est dure à la pression. On sent nettement que l'intérieur de ses parois doit être transformé partiellement en un tissu plus résistant et moins élastique qu'à l'état normal.

A l'ouverture de l'oreillette droite, on trouve une série de masses d'un blanc jaunâtre qui, infiltrant les parois, font saillie à l'intérieur en soulevant l'endocarde, pénétrant nettement de l'extérieur à l'intérieur et semblant en certains points bourgeonner. Toute la partie supérieure de l'oreillette est infiltrée de matière tuberculeuse disposée par noyaux. L'un d'eux entoure presque complètement la veine cave supérieure sans cependant en réduire l'orifice.

En somme, il existe 14 noyaux différents, dont deux surtout sont volumineux et atteignent la grosseur d'un œuf de pigeon.

Si on sectionne la paroi de l'oreillette de manière à se diriger vers l'aorte, on trouve cette paroi infiltrée de matière tuberculeuse, mais laissant l'artère indemne.

L'oreillette gauche présente au niveau de sa partie latéro-externe deux petites granulations de la grosseur d'un grain de mil.

Les ventricules, à la suite de ce premier examen, avaient été considérés comme ne renfermant pas de tubercules. Mais un examen plus attentif, après conservation de la pièce dans le Müller, a montré la présence de deux noyaux tuberculeux dans le ventricule droit, sur la face antérieure, tout près de la cloison interventriculaire et d'un autre noyau dans le ventricule gauche, au niveau du bord gauche. Chacun de ces noyaux a la grosseur d'une noisette. Ils sont entièrement compris dans l'épaisseur du muscle cardiaque, y pénétrant de la superficie vers la profondeur ; mais ils ne viennent pas, comme ceux de l'oreillette droite, proéminer dans la cavité cardiaque en y soulevant l'endocarde sous forme de grosses saillies verruqueuses.

Les valvules auriculo-ventriculaires et artérielles sont intactes.

L'examen histologique de la pièce du Dr Fontoynont fut fait par M. le Dr Letulle ; les résultats en furent communiqués par lui à la Société anatomique. Nous avons repris cette description avec détail.

M. Letulle, avec son extrême obligeance, a bien voulu mettre à notre disposition les coupes qu'il avait préparées. Nous les avons fait dessiner par M. Karmansky, à qui nous sommes heureux d'adresser tous nos remerciements.

Dans la figure 1, pl. I, on aperçoit une énorme masse tuberculeuse d'un ton violet, rose sale, faisant une saillie très prononcée. Elle déborde par sa partie profonde, largement au-dessous de la couche musculeuse de l'oreillette et par conséquent s'enfonce dans la gangue conjonctivo-vasculaire péri-auriculaire.

La partie profonde repose sur un placard fibreux, dense, vasculaire, parsemé de nombreux éléments cellulaires.

Au-dessous de cette bande fibreuse transversale, on aperçoit la partie supérieure d'une deuxième masse caséeuse presque complètement détergée.

A droite et à gauche de la préparation, l'œil suit les bandes musculaires dans l'oreillette, coupées transversalement et recouvertes par une mince couche fibro-élastique qui est l'endocarde normal en ce point.

A droite, les faisceaux musculaires les plus profonds sont manifestement dissociés par les lésions inflammatoires fibroïdes qui entourent l'extrémité droite du tubercule.

A gauche, cette disposition atrophique des couches musculaires est moins appréciable ; un repli (colonne charnue) de l'endocarde séparant en cet endroit la masse tuberculeuse de la couche myocardique proprement dite.

Au niveau de la partie saillante du tubercule, on peut s'assurer qu'il n'existe aucune ulcération de l'endocarde. Celui-ci, en effet, est reconnaissable, même à ce faible grossissement, à la bande rose pâle qui circonscrit le point culminant du tubercule.

La préparation montre encore, vers la partie moyenne de la masse tuberculeuse et sur le bord gauche légèrement concave qu'elle dessine, un gros vaisseau sanguin encore perméable et entouré de lésions inflammatoires dont la nature tuberculeuse sera déterminée sur les préparations particulières, reproduites au moins partiellement dans la figure 4, pl. II.

Le bas de la préparation, représentée par la figure 3, pl. II, est occupé par la limite de la matière caséeuse contenant une certaine quantité de noyaux. De ces éléments nucléaires, les uns sont des fragments de nucléine, réunis en amas et constituant autant de squelettes ou de résidus de noyaux désagrégés par la nécrose caséeuse ; les autres ont conservé une forme encore à peu près reconnaissable et appartiennent à des cellules fixes, en voie d'atrophie ou à des cellules endo-vasculaires dont le tube capillaire n'est déjà plus reconnaissable. Enfin, sur la limite extrême de la matière caséeuse, existent encore quelques faisceaux musculaires en voie d'atrophie.

Ces cellules musculaires, coupées transversalement, font un contraste très saisissant avec les cellules musculaires encore saines qui bordent le haut de la préparation. Elles en diffèrent, en effet : par leurs petites dimensions, la plupart étant moitié moindres que celles des faisceaux supérieurs; par leur pâleur, l'état pulvérulent et vaguement fibrillaire du protoplasma contractile, par l'état vacuolaire très accusé pour certaines d'entre elles, par la pâleur et les petites dimensions de leur noyau central. Ces caractères correspondent à l'atrophie simple, vacuolaire ou non, de la cellule myocardique. On peut les retrouver encore au-dessus de l'artériole, qui dessine vers la partie moyenne de la préparation, une ligne presque régulièrement transversale, à une petite distance de la masse caséeuse. L'artériole en question se reconnaît : au nombre considérable de noyaux de fibres musculaires lisses, diversement coupées, qui l'entourent dans toute sa longueur ; à la double couche irrégulièrement alterne des noyaux endothéliaux qui limitent sa cavité ; enfin à la présence de globules rouges qui occupent précisément la lumière circonscrite par les dites cellules endothéliales.

La préparation représentée par la figure 4, pl. II, correspond à une coupe passant par le vaisseau sanguin signalé à la figure 1. Au centre, se trouve la coupe d'une veinule perméable. A droite, ses parois sont largement infiltrées de bacilles tuberculeux ; il n'y a pas de traces de thrombose sanguine, ni d'endophlébite apparente. Les bacilles, colorés en rouge vif, forment un feutrage épais, concentrique à la lumière du vaisseau. Ils s'infiltrent en quantité innombrable dans les mailles du tissu conjonctif adjacent et, en bas et à droite, jusque dans les interstices des cellules adipeuses.

En haut et à droite, se trouve la coupe d'une veine dont les parois paraissent normales, bien que les bacilles tuberculeux s'infiltrent jusque dans l'épaisseur de la péri-veine.

Ces coupes histologiques démontrent, de la façon la plus évidente, le mode d'envahissement des couches myocardiques par les amas tuberculeux. La pénétration des colonies bacillaires s'est faite de l'extérieur vers la profondeur des couches musculeuses, allant jusqu'à refouler dans la cavité de l'oreillette la séreuse endocardique, tout en laissant celle-ci intacte.

Elles permettent de s'expliquer la disparition absolue des fibres musculaires dans l'épaisseur des masses caséeuses, par l'état de celles qui demeurent encore reconnaissables au pourtour du foyer nécrobiotique bacillaire.

Enfin elles permettent de constater qu'il existe un nombre considérable de bacilles de la tuberculose, réunis en placards d'une richesse inouïe, surtout au voisinage de quelques vaisseaux veineux intermusculaires.

Observation II

(M. Nattan-Larrier. — *Bulletin de la Société anatomique*, 1897).

T..., âgé de 52 ans, entre le 7 mai à l'hôpital Andral. Il a été autrefois ouvrier dans une distillerie et a fait quelques excès alcooliques ; quoiqu'il ait aujourd'hui quitté sa profession, il n'a pas renoncé à la boisson. A 22 ans, il a eu la rougeole, et pendant les quelques années qui suivirent, il toussa chaque hiver; sa santé s'était raffermie, lorsqu'il y a trois ans, à la suite d'un accident, il subit l'amputation du bras droit.

Vers le 25 avril, il a été, dit-il, exposé au froid; il s'est senti malade et depuis quinze jours il tousse beaucoup et crache; dès le début de ces accidents, il a constaté qu'il avait de la fièvre. Enfin il a maigri notablement et se sent de plus en plus faible. A son entrée, il conserve encore tout son appétit et se plaint de constipation. On ne note rien du côté du cœur ni des vaisseaux périphériques. Mais le foie est un peu gros et douloureux à la palpation, la rate est volumineuse. L'auscultation des poumons ne révèle aucune lésion appréciable. A peine peut-on noter sur quelques points l'affaiblissement du murmure vésiculaire.

Pendant les trois jours qui suivent son entrée, du 7 au 12 mai, le malade reste dans cet état; il ne présente pas de dyspnée notable; les crachats peu abondants ne sont pas caractéristiques. Il n'y a pas d'hémoptysie; la toux persiste; mais l'amaigrissement ne paraît pas se poursuivre; l'auscultation reste toujours peu nette; il y a un foyer de râles sous-crépitants à la base droite et quelques râles plus fins vers la base gauche. On note un léger souffle trachéo-bronchique en arrière et à droite au niveau du poumon.

Le malade est très déprimé, la température oscille autour de 39° sans atteindre 40°. Le 13 mai, il a des frissons; on note des deux côtés du thorax, aux bases des poumons, de la diminution de la respiration et des râles sous-crépitants plus marqués à gauche. Il n'y a pas de modification de la sonorité, mais un peu de bronchophonie à ce niveau.

Jusqu'au 19, l'état paraît s'améliorer, le malade se sent mieux et demande à manger; les râles diminuent.

Le 20, dans la nuit, délire, agitation; la langue et le pharynx sont secs, d'un rouge vif; pourtant l'auscultation est muette; il n'y a ni sucre, ni albumine dans l'urine. Le malade a de la rétention et pisse par regorgement.

Le 21, son état s'aggrave ; il répond mal aux questions, mais n'est pas très agité. On le sonde encore les jours suivants. L'état reste stationnaire.

Le 25, râle trachéal, agitation, mort.

Autopsie. — Les ganglions trachéo-bronchiques sont notablement hypertrophiés ; ils sont volumineux, anthracosiques, semés de granulations tuberculeuses ; mais à droite on trouve un volumineux ganglion caséeux au niveau du groupe juxta-trachéal, un autre ganglion caséeux ramolli dans le groupe intertrachéo-bronchique ; ces ganglions sont d'ailleurs intimement adhérents avec le péricarde, la trachée et les vaisseaux de la base du cœur.

Cœur (1) (fig. 1). — Le péricarde est adhérent dans toute son étendue, surtout au niveau du ventricule gauche et de l'oreillette droite.

On trouve de place en place d'énormes masses caséeuses logées entre les deux feuillets du péricarde et cloisonnées par des adhérences fibreuses intercalaires. Quelques-uns de ces amas caséeux mesurent jusqu'à 4 centimètres de longueur sur 1 centimètre et demi d'épaisseur. Par suite des manipulations exercées, un certain nombre de ces amas caséeux sont détergés à peu près complètement et laissent ainsi à leur place des sortes de cavernes caséeuses parfaitement comparables aux abcès froids évacués.

Dans aucune des coupes faites au niveau du muscle ventriculaire, on n'a trouvé d'amas tuberculeux s'infiltrant du péricarde dans le myocarde.

Au niveau du ventricule droit, la symphyse péricardique est beaucoup plus discrète et ne paraît point tuberculeuse ou du moins ne contient pas de masses caséeuses, sauf à la hauteur de l'auricule droite et de la région avoisinant la partie antérieure de l'oreillette où existe une énorme masse tuberculeuse placée en

---

(1) Nous avons dessiné nous-même ce cœur et nous en avons fait une description plus détaillée que celle qui existe dans l'observation même de Nattan.

avant, large d'au moins 8 centimètres, haute de 6 centimètres et épaisse de 5 centimètres environ. Cette masse caséeuse est limitée en avant par le sac péricardique et en arrière par l'endocarde de

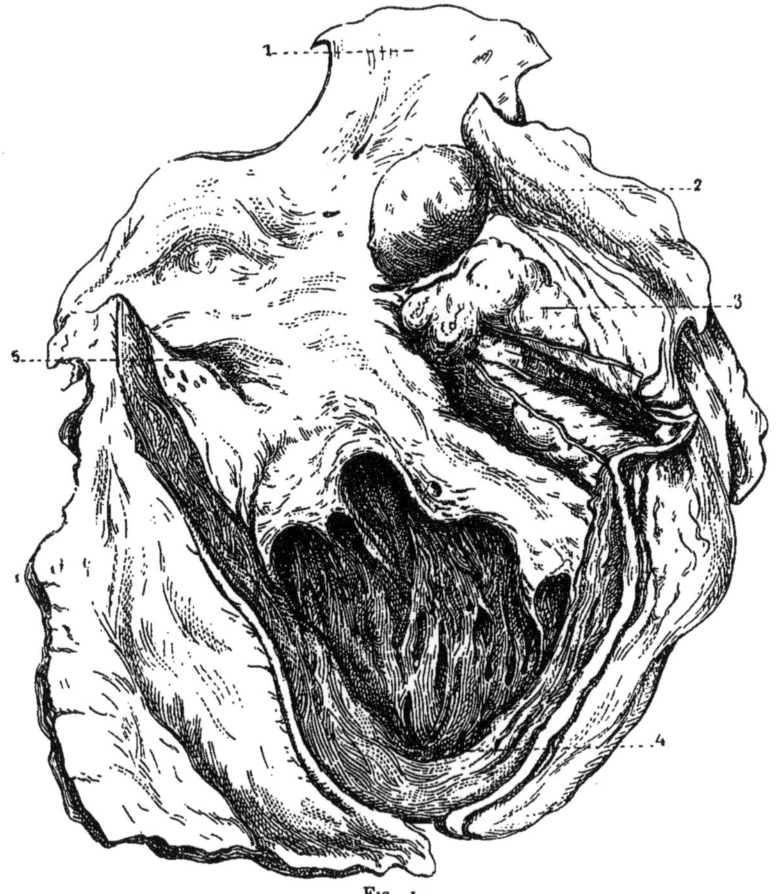

Fig. 1.

1. Veine cave supérieure. — 2, 3. Masses caséeuses. — 4. Cavité du ventricule droit. — 5. Orifice de la grande veine coronaire.

la face antérieure de l'oreillette droite et par la cavité de l'auricule complètement comblée.

En effet, en examinant la cavité interne du cœur droit, on reconnaît l'existence de tumeurs bosselées, marronnées, saillantes dans la cavité du cœur. D'une façon générale, on distingue deux masses : l'une inférieure, comblant complètement l'auricule qu'elle a distendue et bombant avec quelques bosselures plus isolables à la surface interne, dans la cavité de l'oreillette; l'autre tumeur, moins volumineuse que la première, au-dessus de laquelle elle fait saillie, correspond exactement à l'origine de la veine cave supérieure qu'elle rétrécit d'une manière considérable.

Les dimensions comparatives de ces deux tumeurs, faisant saillie dans la cavité du cœur droit, sont, pour la plus grosse 55 millimètres dans sa plus grande dimension ; pour la plus petite, 22 millimètres.

Les fibres musculaires, sous forme de colonne charnue, logées au pourtour de l'auricule droit, sont manifestement refoulées par la tumeur inférieure et paraissent hypertrophiées.

Il est à noter que cette région est éloignée des masses ganglionnaires sus-péricardiques qui occupent surtout les régions postéro-supérieures du cœur et se reconnaissent sur la pièce à leur ton ardoisé, noirâtre, à leur volume et à leur induration.

L'épaisseur totale de la masse dans sa plus grande dimension, mesurée de la saillie de l'endocarde pariétal à la surface du péricarde, est au moins de 45 millimètres.

Sur une coupe perpendiculaire à la surface, on reconnaît le péricarde pariétal très épaissi, fibreux et l'endocarde plus ou moins appréciable et épaissi. Il paraît même ulcéré au niveau de la tumeur adjacente à l'embouchure de la veine cave supérieure.

La coupe perpendiculaire précédemment citée, permet de reconnaître deux zones dans l'épaisseur de la tumeur : l'une externe, fusiforme, caséeuse, pultacée, très friable; l'autre, interne, à peu près circulaire d'un gris blanc châtain, plus sombre et d'une consistance plus ferme que la première. Ces deux masses sont séparées par une bande fibreuse qui continue manifestement en haut la surface réelle du cœur, si bien que l'on peut attribuer à la masse externe un siège uniquement péricardique et à la masse interne un siège endomyocardique.

L'aspect des parties que nous venons de décrire suffit pour donner à penser à l'origine péricardique de cette tuberculose du cœur.

Les deux *poumons* sont le siège d'une granulie intense avec congestion très marquée des deux côtés; du côté gauche, quelques adhérences pleurales récentes, avec granulations sous-pleurales. Disséminés dans le parenchyme, des deux côtés, quelques ilôts de broncho-pneumonie; dans les deux poumons, on trouve un ou deux vieux tubercules calcifiés en voie de guérison.

La *rate* (280 grammes) est semée de granulations à sa surface et dans son tissu même.

Le *foie* (1,680 grammes) en présente de nombreuses à sa surface externe. Mais à la coupe, il est difficile de rien distinguer dans un parenchyme atteint de cirrhose.

Les deux *reins* (175 et 180 grammes) montrent à leur surface une quantité considérable de tubercules miliaires, du volume moyen d'une tête d'épingle.

Quelques granulations disséminées sur les uretères et au col de la vessie.

Le canal thoracique est intact; il en est de même des autres organes et notammeut des voies digestives.

M. Nattan-Larrier a bien voulu nous communiquer quelques coupes histologiques faites par lui du cœur qui est l'objet de cette observation. Nous en avons fait reproduire une (fig. 2, pl. I) par M. Karmansky. En voici la description :

A la partie supérieure de la préparation, l'endocarde se reconnaît à une bande horizontale parallèle à la surface, parsemée de noyaux allongés appartenant aux cellules fixes.

Sur la gauche, un grand nombre d'éléments inflammatoires

s'infiltrent dans la partie profonde de l'endocarde et dans la couche sous-endocardique.

A droite, tout près du bord de la préparation, deux cellules géantes sont logées précisément dans cette couche sous-endocardique.

Ces cellules se reconnaissent à la disposition cyclique et corticale de leurs noyaux, à leur forme vaguement arrondie et à leur protoplasma pâle, granuleux.

D'autres cellules géantes parsèment encore la coupe, en particulier au bas de la figure. Elles sont plus volumineuses que les premières, mais aussi richement nucléées.

L'une d'elles, située en bas et à droite, paraît plus pâle que les autres ; elle est en voie de désintégration caséeuse et logée au milieu d'un bloc caséeux rose pâle, pauvre en noyaux, et s'infiltrant dans le tissu du myocarde, jusqu'au contact des premières cellules géantes décrites plus haut. Ce gros tubercule affecte à gauche une disposition festonnée, irrégulière, qui se termine au milieu d'un tissu conjonctif vivement enflammé.

Cette bande conjonctive, gorgée d'éléments inflammatoires, fait partie du tissu sous-endocardique de l'oreillette droite.

A gauche de la préparation, une autre masse tuberculeuse se dessine ; on n'en aperçoit que l'extrême limite également déchiquetée et formant une sorte de promontoire, en face du tubercule décrit à droite.

Nous avons vu, au cours de la description macroscopique du cœur, qu'en un certain point, adjacent à l'embouchure de la veine cave supérieure, l'endocarde paraissait assez nettement ulcéré.

M. Nattan-Larrier ajoutait à son observation les considérations suivantes :

« Si donc nous voulons reconstituer l'histoire pathologique de ce cas, nous dirons qu'à la suite d'une rougeole s'est sans doute développée une tuberculose pulmonaire très discrète avec prédominance ganglionnaire ; l'envahissement du péricarde a donné lieu à la symphyse tuberculeuse.

« La pénétration des masses caséeuses dans l'oreillette droite est devenue la cause de la généralisation aiguë de la bacillose. Les bacilles versés dans le sang de l'oreillette par les érosions de l'endocarde ont été projetés tout d'abord dans le poumon où la granulie est particulièrement dense, et après cette première étape, dans les autres viscères.

« La tuberculose du cœur étant très rare, ce cas est intéressant, parce qu'il correspond à un fait exceptionnel; mais il l'est plus encore, parce qu'on y surprend la pénétration dans le courant sanguin des germes de la tuberculose : il prend ainsi une valeur particulière au sujet de la pathogénie de la granulie ».

La coupe, que nous reproduisons ici, n'a pas été faite au niveau de ces érosions de l'endocarde. Mais elle montre cependant qu'il existe manifestement des lésions tuberculeuses dans la partie profonde de l'endocarde; les éléments inflammatoires s'y infiltrent et deux cellules géantes sont précisément logées dans la couche sous-endocardique. Il est donc possible d'admettre avec beaucoup de vraisemblance, qu'en d'autres points les lésions étaient encore plus avancées, qu'elles ont pu arriver au terme de caséification et de ramollissement et que, par suite, l'endocarde profondément altéré, a pu laisser la masse caséeuse déverser son contenu dans la cavité même de l'oreillette : d'où l'origine, admise par Nattan, de la granulie.

Observation III (personnelle).

Nous ne possédons de description ni clinique ni anatomique au sujet de ce cas. La coupe que nous avons fait reproduire (fig. 2) et que nous décrivons, provient de ces fragments de muscle cardiaque, trouvés par le Dr Durante dans le laboratoire du Pr Damaschino, trouvaille à laquelle nous avons déjà fait allusion au chapitre de l'étiologie. M. Durante fit des coupes et constata qu'il s'agissait de tuberculose myocardique. Nous le prions d'accepter nos sincères remerciements pour l'extrême obligeance avec laquelle il a mis ses préparations à notre disposition.

La masse tuberculeuse est constituée par la conglomération d'une douzaine environ de follicules tuberculeux dont on peut soupçonner le siège et les dimensions grâce à la présence de cellules géantes.

De ces dernières, les unes sont énormes (telle la plus élevée dans la préparation), les autres, plus petites ou du moins sectionnées au voisinage de leurs extrémités, demeurent cependant caractéristiques, grâce à leur couronne de noyaux incomplète.

La substance intermédiaire aux cellules géantes, bien qu'en voie de caséification, contient une notable proportion d'éléments nucléés encore colorables.

La masse tuberculeuse est entourée d'une zone inflammatoire fibroïde, surtout accusée à la partie supérieure, où elle forme un demi-cercle à peu près régulier ; à la partie inférieure, cette zone de sclérose tend à devenir fusiforme. Elle contient dans ses tractus quelques faisceaux musculaires striés bien reconnaissables, surtout en haut ; indice de la diffusion perituberculeuse des substances toxiques émanées du foyer bacillaire.

Le reste du myocarde paraît à peu près normal, du moins sur les extrêmes limites de la préparation.

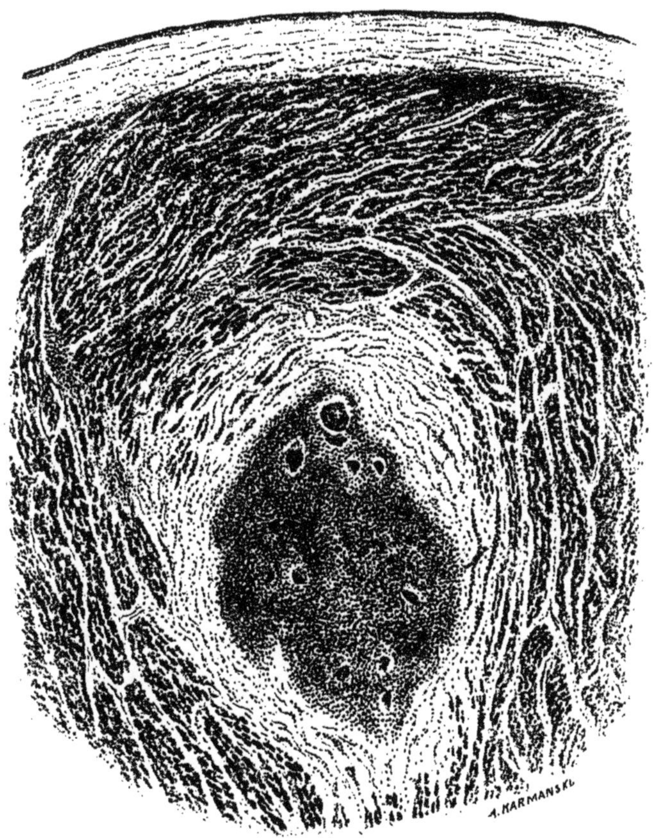

Fig. 2.

Les espaces interfasciculaires (petits espaces interstitiels du cœur) sont, sur quelques points, plus riches qu'à l'état normal, en éléments nucléés. Cette notion est surtout évidente à la partie supérieure et gauche de la préparation.

Les quelques vaisseaux reconnaissables à ce faible grossissement, veinules pour le plus grand nombre, paraissent normaux.

La limite supérieure de la figure est occupée par une bande fibreuse dense, peu vasculaire et peu nucléée ; elle constitue le feuillet endocardique modérément épaissi au niveau de cette région myocardique.

Les détails qui précèdent permettent d'affirmer l'origine embolique vasculaire (granulie) de cette colonie tuberculeuse intra-myocardique.

Observation IV (personnelle).

Il s'agit ici de pièces apportées au laboratoire de M. Letulle, à la Faculté de médecine, le 29 avril 1898 ; nous en ignorons absolument la provenance ; car tous les jours on apporte de divers hôpitaux de Paris des pièces anatomiques, et bien souvent on ne sait de quel établissement elles proviennent. C'est ce qui fait que nous n'avons pu nous livrer à une enquête sur leur origine, et par suite recueillir des renseignements cliniques.

Le *cœur* ne présente rien de particulier sur sa surface externe. Son poids et son volume sont normaux.

A la face postérieure de l'oreillette droite, il existe un léger dépoli constitué par un exsudat fibrineux assez mince.

A l'ouverture du cœur gauche, les orifices sont normaux sans traces d'athérome.

L'examen le plus minutieux ne permet d'apercevoir aucun tubercule dans ce cœur gauche. Les coupes méthodiques du myocarde ne donnent aucun résultat.

Du côté du cœur droit, les orifices tricuspide et pulmonaire sont absolument normaux. On ne trouve aucune trace d'endocardite valvulaire tuberculeuse ; mais à un travers de doigt au-dessous des valvules de l'artère pulmonaire, à peu près sur une ligne parallèle à ces valvules, dans l'infundibulum de cette artère, on distingue deux petites saillies, grosses comme un grain de semoule, arrondies, hémisphériques, à bords atténués ; l'une d'entre elles est légèrement ombiliquée au sommet : leur coloration est d'un blanc jaunâtre, leur surface lisse ; l'endocarde est brillant à leur niveau et ne présente pas de trace de dépoli. A la coupe, on constate qu'elles s'enfoncent dans le myocarde et sont peu distinctes du côté de leur limite interne.

Au niveau des piliers transversaux de la pointe du ventricule droit, on trouve un autre tubercule présentant le même aspect et les mêmes caractères : coloration blanc jaunâtre, volume d'un grain de semoule, surface endocardique lisse, pénétration marquée dans les couches myocardiques.

Les deux *poumons,* la *rate* et le *foie* sont le siège d'une tuberculose miliaire, d'aspect banal et absolument caractéristique de la granulie.

Grâce à l'obligeance de M. Nattan-Larrier, qui a bien voulu faire pour nous des coupes histologiques de ces tubercules cardiaques, nous avons pu procéder à un examen microscopique.

L'*examen* de ces granulations tuberculeuses miliaires, faisant saillie à la surface de l'endocarde du ventricule droit, démontre que la lésion entame non seulement la couche profonde de l'endocarde, mais encore les faisceaux les plus superficiels du myocarde.

Sur quelques coupes bien orientées et passant exactement au centre de la granulation, il est facile d'établir que les lésions spécifiques ont commencé non pas par la surface de l'endocarde, mais par sa couche la plus profonde, en contact intime avec les faisceaux musculaires de myocarde. En effet, il est possible sur ces coupes de retrouver, un peu au-dessus du centre de la granulation, une ligne fibroïde en continuité, de chaque côté, avec l'endocarde et bien reconnaissable, malgré la dégénérescence caséeuse déjà avancée du centre de la masse tuberculeuse. Au-dessus de cette ligne, le relief saillant dans la cavité du cœur appartient donc à une prolifération inflammatoire tuberculeuse de la séreuse endocardique. Les lésions y sont caractéristiques, constituées par un amas de cellules embryonnaires et de cellules endothéliales proliférées, en dégénérescence caséeuse pour la plupart, sans néo-formations vasculaires, appréciables du moins, et sans cellules géantes.

La surface saillante n'est pas ulcérée, mais lisse, unie et ne donne pas insertion à des blocs fibrineux.

Les bacilles y sont difficilement colorables.

Au-dessous de la bande horizontale caséifiée, représentant le squelette des lames fondamentales de l'endocarde, les lésions sont plus complexes. Tout d'abord les cellules musculaires semblent avoir totalement disparu et être remplacées par des vacuoles brillantes, lesquelles, à un faible grossissement, pourraient passer pour des vaisseaux capillaires béants et vides.

A un fort grossissement, il est facile de constater qu'il s'agit bien d'une dégénérescence vacuolaire des cellules musculaires enclavées dans la zone inflammatoire tuberculeuse.

Cet état vacuolaire affecte des degrés variables, depuis la présence de quelques cavités irrégulières, creusées autour du noyau central de la cellule du myocarde, jusqu'à un évidement complet ou à peu près, avec conservation plus ou moins prolongée du noyau central de la cellule et à la périphérie, persistance d'une mince bande de myosine suffisamment caractérisée par les réactifs appropriés.

Le dernier degré de cette lésion consiste en une disparition complète de l'organe, qui semble se fondre dans la masse interstitielle.

Un détail intéressant, c'est la persistance beaucoup plus prolongée des cellules endothéliales des vaisseaux capillaires dans cette même région en voie de massilence vacuolaire. Ces vaisseaux capillaires persistants ne semblent pas richement irrigués par le sang. Aucun des endothéliums vasculaires ne paraît en voie de kariokinèse.

Sur les coupes fines, bien colorées à l'hématoxyline-éosine, on constate la présence de quelques cellules géantes, dans la profondeur des masses tuberculeuses.

Un petit nombre de bacilles de Koch ont pu de même être colorés sur la partie profonde des granulations.

L'endocarde, au voisinage du relief de la granulation miliaire, se tuméfie pour atteindre le bord du relief tuberculeux. A ce niveau, c'est-à-dire sur les confins de la masse tuberculeuse, la membrane endocardique atteint trois ou quatre fois son épaisseur normale.

Elle est gorgée d'éléments nucléaires inflammatoires ; mais il est difficile d'y reconnaître des vaisseaux de nouvelle formation. Les lamelles fibreuses, qui lui servent d'assise, ne sont pas séparées par des exsudats fibrineux. Un grand nombre des noyaux des cellules fixes de l'endocarde y sont déformés, proliférés, affectant les formes et les dimensions les plus irrégulières, à la façon des réactions nucléaires si communes au niveau des foyers bacillaires.

Des constatations précédentes, des conclusions peuvent être tirées, à savoir : l'origine vasculaire sanguine de ces colonies tuberculeuses de l'endocarde. Il ne s'agit en aucune façon, en effet, d'une culture bacillaire déposée à la surface de l'endocarde préalablement intact. L'infection bacillaire sanguine s'est manifestée, dans le cas actuel, par des embolies microbiennes intracapillaires ayant pénétré jusqu'à l'extrême limite du réseau sanguin sous-endocardique. Il est important de noter, à cet égard, l'intégrité des couches profondes du myocarde, intégrité constatée sur un grand nombre de nos coupes. La seule lésion notable du myocarde est la surcharge pigmentaire d'un nombre considérable de cellules musculaires striées. Il n'existe aucune trace de dégénérescence graisseuse, pas plus que de dégénérescence amyloïde.

Observation V (résumée).

(Pr Kaufmann. — *Berliner Klinische Wochenschrifft*, 1897).

Il s'agit d'une femme de 71 ans, morte le 20 mars 1896, à l'hôpital de la Toussaint. A part une tuméfaction du genou gauche datant de longtemps, la malade s'était généralement bien portée.

A son entrée à l'hôpital (16 janvier 1896) elle se plaint de dyspnée, de palpitations et de douleur dans la poitrine. Son examen fait constater un élargissement de la cage thoracique, de l'emphysème pulmonaire. La matité précordiale est augmentée en tous sens. Le cœur est régulier, les bruits sont légers mais purs, le pouls petit, régulier. Au bout de quelques jours amélioration, puis apparaît un peu d'œdème.

Le 27 *février*, subite aggravation, perte de connaissance, délire, légère paresse des membres qui disparaît peu de jours après. Le cœur bat irrégulièrement, on constate des souffles non localisables aux orifices.

Le 9 *mars*, nouvelle attaque semblable, profonde perte de connaissance, cris inarticulés, paresse du membre supérieur gauche, pouls irrégulier, petit.

17 *mars*, respiration de Cheyne-Stokes, grande faiblesse. 19 *mars*, mort. La malade n'avait jamais eu de fièvre.

Autopsie. — Après ouverture de la cage thoracique, le péricarde apparaît largement distendu sur une largeur de 17 centimètres et une hauteur de 16 centimètres ; s'étendant à gauche jusqu'à la ligne axillaire et vers la droite à 5 centimètres au dessus de la ligne médiane. Les feuillets péricardiques sont soudés ensemble sur une grande étendue ; cependant le feuillet pariétal paraît à peu près intact, tandis que le feuillet viscéral semble altéré.

Les adhérences péricardiques consistent en masses fibreuses dures. Pas de noyaux tuberculeux.

Le tissu adipeux est particulièrement épaissi par places, sur les bords du ventricule aussi bien que sur la paroi antérieure du ventricule et de l'oreillette droite, et forme des lobes graisseux arrondis.

Le cœur est très volumineux et d'aspect globuleux, apparaissant fortement bosselé par des proéminenses dures qui semblent faire irruption de la surface globulaire de l'organe.

Cet aspect tumoral répond à la région de l'oreillette droite. La configuration de cette oreillette est complètement modifiée : à la place de cette cavité se trouve une bosselure dure à base large, greffée sur la surface de l'organe.

L'épaississement d'aspect tumoral qui occupe la région de l'oreillette droite a amené une modification des veines pulmonaires (rétrécissement de l'orifice), les veines caves sont de même déplacées, pressées qu'elles sont en dedans, en arrière et à gauche par la masse morbide développée surtout en avant et à droite.

Ces masses, qui occupent également la partie postérieure de la paroi supérieure, correspondent, vues à la coupe, à un segment de cercle mesurant à son arc 13 centimètres de large, 11 centimètres de hauteur et 4 centimètres dans sa plus grande épaisseur.

Dans la lumière de l'oreillette droite font saillies des masses tuberculeuses qui se compriment vers le milieu de la cavité formant entre elles de profonds sillons. On remarque particulièrement trois masses hémisphériques saillantes. La plus considérable a 2 centimètres de hauteur et répond à peu près à l'endroit où l'auricule droite devrait s'excaver.

Ce tubercule s'engage dans l'orifice de la veine cave supérieure. De nombreux petits tubercules se trouvent également dans la partie située en avant et au-dessus de la valvule auriculo-ventriculaire dans l'intérieur de la paroi épaissie de l'oreillette. La paroi postérieure est ibre, de même que le septum. La fosse ovale est entourée d'un bourrelet arrondi. Au-dessous se trouvent les débris de la valvule d'Eustachi.

Une coupe horizontale faite à travers la masse située dans la paroi auriculaire montre la composition de l'infiltration faite de masses polychromes blanches, grisâtres ou jaunâtres. Les premières sont d'une consistance assez dure, en partie striées, en partie lisses, homogènes et quelque peu vitreuse. Les parties jaunâtres ont l'aspect caséeux et sont tantôt arrondies, tantôt de forme irrégulière ayant l'apparence de cartes géographiques et généralement arrondies à leur limite.

Dans d'autres endroits leurs bords se confondent avec le tissu qui les entoure.

Les masses caséeuses sont en grande partie molles, sèches, grumeleuses, d'autres parties sont plus dures; elles ont, il est vrai, été consolidées par leur séjour dans le formol.

On aperçoit de fins sillons dans ces masses, tout comme on en trouve dans les ganglions tuberculeux. A d'autres endroits on peut voir de véritables cavernes formées par le ramollissement de la masse. A la coupe on aperçoit encore des débris de fibres musculaires qui partant de l'épicarde épaissi, entourent les masses caséeuses comme d'une capsule et se laissent plus ou moins facilement dissocier. Ailleurs enfin, l'union des masses caséeuses et des faisceaux musculaires est plus intime et leur limite impossible à préciser.

L'examen macroscopique à lui seul suffit à montrer qu'on avait affaire à de la tuberculose; d'ailleurs, en dehors de ses caractères différenciels la syphilis ne pouvait être incriminée ici, le malade n'ayant jamais presenté aucun symptôme de cette affection.

L'examen microscopique fut absolument démonstratif; il révéla la présence de tubercules plus ou moins nettement circonscrits, caséifiés ou non, avec des cellules géantes à noyaux périphériques. Dans quelques parties existe un tissu conjonctif fibrillaire pauvre en noyaux ; en d'autres endroits domine un tissu sans vaisseaux, caséeux, dans lequel des débris de noyaux granuleux sont seuls colorés ; en d'autres parties, enfin, on peut voir de nombreuses granulations tuberculeuses riches en cellules et fortement colorées.

Ces différents aspects se montrent parfois réunis sur la même coupe.

Sur la limite de la masse tuberculeuse on aperçoit les restes plus ou moins bien conservés du myocarde de l'oreillette ; la masse caséeuse se perd tantôt dans les interstices du tissu musculaire, tantôt forme des contours arrondis entre les couches fibro-musculaires.

Les rares vaisseaux sanguins n'ont aucune particularité pouvant faire penser à la syphilis ; que de petites branches artérielles soient sclérosées et montrent l'endartère épaissie, hyaline, cela ne doit pas étonner chez une artério-scléreuse de 71 ans.

Les bacilles tuberculeux se trouvent, il est vrai, en petit nombre, mais il en existe un ou deux au moins dans chaque cellule géante examinée.

Le petit nombre de bacilles et la prolifération abondante de tissu fibreux permettent de conclure à une tuberculose ancienne existant depuis des années vraisemblablement.

L'examen des autres organes montre l'oreillette gauche retrécie par la saillie qu'y fait la tumeur ; par contre le ventricule du même côté est dilaté, et le droit aplati ; les parois de ces trois cavités sont épaissies et en voie de dégénérescence graisseuse. Les valvules sont saines.

Les ganglions bronchiques sont hypertrophiés, d'un gris-noir, adhérents aux parties avoisinantes, quelques-unes en train de se calcifier. Les ganglions de la trachée sont indurés, anthracosiques, de même ceux du médiastin. Les poumons présentent de l'emphysème et de l'œdème ; on note une pneumonie caséeuse du lobe supérieur du poumon droit.

Enfin il existe des ulcérations tuberculeuses de l'iléon et du côlon, et une tumeur blanche du genou.

Le Pr Kaufmann, conclut qu'on a affaire à une tuberculose myocardique d'origine sanguine, combinant deux des formes admises, puisqu'elle présente à la fois des gros noyaux caséeux et une infiltration diffuse. Pour nous, il nous semblerait plutôt qu'il faille admettre la propagation par les lymphatiques, et nous la rapprocherons du cas presque identique qui fait l'objet de notre observation I.

Observation VI (résumée.)

(Pr Sangalli. — *Gaz. méd. lomb.* Milan, 1896).

Il s'agit d'un homme de 45 ans, qui en 1894, fut pris tous les cinq à six jours de secousses tétaniques dans les extrémités, accès qui se compliquèrent bientôt de fièvre et se terminèrent par des sueurs profuses. Ensuite se manifestèrent des symptômes de péricardite sans épanchement, puis à des intervalles de 10 ou 12 jours des spasmes formidables du larynx ; bientôt enfin se déclara une néphrite albumineuse. Tous ces phénomènes durèrent 1 an au bout duquel le malade mourut.

L'autopsie montra l'existence d'une pleurésie avec épanchement modéré. Le poumon droit est hépatisé à sa base ; au sommet : tubercules épars ; pas d'altération du larynx.

Le cœur apparaît volumineux ; on note une adhérence des deux feuillets du péricarde qui, au niveau de l'oreillette droite, sont parsemés de petits tubercules jaunâtres. (Poids du cœur, vide de sang, avec le péricarde pariétal 420 grammes).

Les parois du ventricule gauche d'un tiers plus épaisses qu'à l'état normal sont constituées par deux substances ; l'externe disposée régulièrement au-dessus de l'interne, laquelle est formée par le tissu du myocarde non altéré dans ses caractères extérieurs ; le péricarde viscéral à ce niveau apparaît épaissi par hyperplasie de tissu connectif et distinct de la couche blanchâtre sous-jacente du myocarde — aucune altération de l'endocarde.

Les parois de l'oreillette gauche sont normales comme épaisseur et étendue : à la coupe elles présentent des stries de tissu blanc semblable à celui trouvé dans les parois du ventricule correspondant. Ces stries blanches sont intercalées entre d'autres stries roussâtres, pâles, formées par le myocarde.

Les parois du ventricule droit sont presque deux fois plus épaisses qu'à l'état normal.

Elles présentent en coupe une couche externe blanche bien définie comme celle des parois du ventricule gauche mais plus épaisse que celle-ci, d'autant plus épaisse qu'on se rapproche de la pointe de l'organe. Sous cette couche blanchâtre se trouve une mince bande de myocarde intimement reliée à elle et sous celle-ci quelques stries blanc jaunâtre. Le péricarde viscéral est très épaissi, nettement distinct de la couche blanche sus-indiquée, l'endocarde sain, la cavité ventriculaire plus petite que normalement.

L'oreillette correspondante présente le même aspect que l'oreillette gauche ; comme celle-ci elle présente de nombreuses stries de tissu blanchâtre ayant la direction des fibres musculaires.

L'examen microscopique montra la raison d'être de ces stries en même temps que le mode de formation de l'altération tout entière.

Dans les stries blanc jaunâtre, les fibres musculaires apparaissent inégalement amincies et infiltrées dans leur partie moyenne de petites granulations adipeuses ; dans les espaces intermédiaires se voient de petites cellules toutes également arrondies, comme les cellules lymphoïdes.

Dans les stries blanches, les fibres musculaires ont presque totalement disparu, à peine quelques traînées détachées constituées par de très fines fibrilles dissociées de tissu connectif.

A leur place se trouvent des amas de petites cellules rondes, enfin le long des stries apparaît encore un réticulum extrêmement fin de tissu connectif toujours rempli de ces mêmes cellules de nouvelle formation.

L'examen microscopique des stratus blancs décelés à la surface du myocarde des 2 ventricules est pratiqué ensuite. Il révèle qu'à l'union de la masse blanche et de la couche musculaire celle-ci se sépare en tractus inégaux par suite de l'atrophie et de la dégénérescence graisseuse ; ces tractus sont infiltrés de sortes de petites cellules lymphoïdes analogues à celles observées dans les stries auriculaires. Au centre de la masse blanche il n'existe plus trace de fibre musculaire, tout n'est qu'un amas de petites cellules rondes étroitement serrées les unes contre les autres. C'est à peine si dans quelques tractus se distinguent de très fines fibrilles éparses. Au voisinage des bords de la masse ce tissu fibrillaire apparaît plus abondant avec une disposition réticulée, dans les mailles de ce réticulum une prolifération véritable de petites cellules et de cellules à plusieurs noyaux pouvant ressembler à des cellules géantes. Dans quelques tractus le tissu musculaire se montre sous un autre aspect ; il se présente réduit à l'état de substance finement granuleuse au milieu de laquelle se trouvent éparses de petites cellules rondes. A noter quelques grumeaux microscopiques sanguinolents, roussâtres et quelques petits cristaux prismatiques rouges et noirs, probablement les résidus d'extravasations sanguines.

Enfin l'examen bactériologique permet de constater la présence de bacilles de Koch (en petit nombre il est vrai) tant dans les tractus blancs des ventricules que dans les stries auriculaires. De même les bacilles sont reconnus dans les glandules péri-bronchiques et péri-aortiques.

M. le Pr Sangalli voit dans cette observation un cas tout à fait particulier d'infiltration tuberculeuse diffuse du myocarde.

CONCLUSIONS

1° La tuberculose du myocarde est une affection très rare.

2° Elle peut s'observer à tout âge, bien que les cas paraissent relativement un peu plus fréquents dans l'enfance.

3° Au point de vue anatomique, elle peut se manifester par la présence de tubercules miliaires, de grosses masses caséeuses ou par une infiltration du myocarde. Les masses caséeuses ont été observées le plus fréquemment.

Peut-être le bacille de Koch est-il capable de déterminer une myocardite fibreuse ; le seul fait relaté ne permet pas d'être catégorique sur ce point.

4° Au point de vue clinique, les symptômes observés ne permettent nullement de soupçonner l'existence de lésions cardiaques ; souvent même aucun signe n'autorise à penser que le cœur soit malade, et la tuberculose du myocarde constitue une découverte d'autopsie.

5° Le diagnostic anatomique lui-même est très délicat, et la seule chose qui permette d'affirmer la nature tuberculeuse des lésions, c'est la présence du bacille de Koch. L'examen bactériologique devra donc toujours être fait.

6° Quant à la pénétration des bacilles de Koch, elle semble se faire dans certains cas, soit par propagation de proche en proche d'une tuberculose du péricarde, soit par la voie sanguine dans le cas de tuberculose miliaire. Mais ces faits sont les moins nombreux, et le plus souvent l'infection semble s'être effectuée par la voie lymphatique, la tuberculose du myocarde étant secondaire à une tuberculisation des ganglions médiastinaux.

BIBLIOGRAPHIE

ANDRAL. — *Bull. Soc. anat.*, 1862.

BARELLA (G.). — Osservazione di una tuberculosi del cruore. *Mem. s. osp. mar. e scritti vari.* Firenze, 1870.

BARELLA (G.). — Osservazione di una tuberculosi del cruore. *Ann. univ. di med.* Milano, 1869.

BARIÉ (F.). — La tuberculose du cœur. *Sem. méd.* Paris, 1896.

BREHMER. — Les myocardites fibreuses. *Diss. inaug.* Université de Halle, 1883.

BRET (J.). — Tuberculose du myocarde. *Prov. méd.* Lyon, 1893.

BROSCH (A.). — Ein Fall von Herztuberkulose mit typischen Weil'schen Symptomen-complex. Ein casuisticher Beitrag zur Frage der Einheit der Aetiologie des von Weil beschriebenen Krankheitsbildes. *Wien. med. Presse,* 1896.

BRUGGISSER (W.). — Tuberkulose des Myocardium. *Diss. inaug.* Université de Wurtzbourg, 1894.

CRUVEILHIER. — Anatomie pathologique. Livre 29, pl. 3, p. 2.

CLŒSSEN. — *Deutsch. med. Wochens.*, 1892.

DEMME. — Ein Fall von primärer Tuberkulose des Herzmuskels. 24, medizin. *Bericht ü. d. Jenner'sche Kinderspital,* in Bern, 1886, et *Wien. med. Blätter,* 1887.

DA COSTA. — Tubercular disease of the walls of the heart. *Proc. Path. Soc. Philad.*, 1860.

FONTOYNONT. — Tuberculose du myocarde. *Bull. Soc. anat.*, 1897.

FRÉMY. — *Bull. Soc. anat.*, 1843.

Gaye. — Ueber Tuberculosis cordis. *Deutsch. klin. Berlin.*, 1850.

Gilman. — Extensive tuberculisation. Tubercle in the walls of the heart. *New-York med. Gaz.*, 1862.

Gros (C.). — Un cœur avec adhérence complète du péricarde et des granulations tuberculeuses qui paraissent développées dans le tissu cardiaque. *Bull. Soc. anat.*, 1859.

Haberling. — De tuberculosi myocardii. *Diss. inaug.* Université de Breslau, 1865.

Hope. — Morbid Anatomy.

Hutinel. — Cirrhose cardiaque et cirrhose tuberculeuse chez l'enfant. *Rev. des mal. de l'enfance.* Paris, 1893.

Kaufmann. — Beitrag zur Tuberkulose des Herzmuskels. *Berlin. klin. Woch.*, 1897.

Klob. — *Zeitsch. f. k. k. Gesellsch. der Aertze.* Zer Wien., 1860.

Kotlar. — Ueber Herzthrombentuberculose. *Prag. med. Woch.*, 1894.

Labbé (M.). — Tuberculose du myocarde. *Rev. mens. des mal. de l'enfance.* Paris, 1896.

Laennec. — Traité d'auscultation, t. II, p. 31.

Lancereaux. — Traité d'anatomie pathologique. Paris.

Mendez. — Sobre tuberculosis del Miocardio. *Rev. de la Soc. med.* Argentina, 1894.

Murchison. — *Trans. of the path. Soc. of London*, 1865.

Nattan-Larrier. — Tubercules du cœur. *Bull. Soc. anat.* Paris, 1897, et *Bull. Soc. méd. des hôp.* Paris, 1897.

Peacock. — Adventitious products in the heart. *Syst. med. London*, 1897.

Péron. — Tuberculose du myocarde. *Bull. Soc. anat.* Paris, 1897.

Pollak. — Ueber Tuberkulosis des Herzmuskels. *Zeitsch. f. klin. med.* Berlin, 1892.

Post (A.-C.). — Pericardites ; tubercles of the heart. *New-York med. J.*, 1830.

Potain. — Pleurésie et péricardite chroniques ; tuberculisation des plèvres, du poumon, du cœur, etc. *Bull. Soc. anat.* Paris, 1862.

Potain et Rendu. — Art. Cœur du *Dict. Encycl. des Sc. méd.*

Recklinghausen (E. von). — Tuberkel des myocardium. *Arch. f. path. anat.* Berlin, 1859.

Rilliet et Barthez. — Traité des maladies de l'enfance. Paris, 2e édit., 1861.

Rochet. — *Bull. Soc. anat.* Paris, 1887.

Rokitansky. — *Lehrbuch path. anat.*

Rokitansky. — Miliar. Tuberkulose des Herzenfleisches. *Zeitsch. d. k. k. Gesellsch. d. Aerzte.* Wien., 1860.

Röser. — Ein Fall von Herz = und Pankreastuberkeln und ein Fall von periodischer Blutfleckenkrankheit. *Med. Cor. Bl. d. würtemb. ärztl. Ver.* Stutg., 1843.

Sangalli (G.). — Fatti straordinari di somma estensione della tuberculosi nel miocardio dell'uomo. *Gaz. med. lomb.* Milano, 1896.

Sangalli (G.). — Science et pratique de l'anatomie pathologique. Livre IV, page 220, observation 143.

Sænger (M.). — Ueber Tuberkulose des Herzmuskels. *Arch. f. Heilk.* Leipzig, 1878.

Sauzier. — Tubercules pulmonaires ou phtisie tuberculeuse. *Thèse*, Paris, 1834.

Scagliosi. — La tuberculosi del cruore. *Riforma medica,* Napoli, 1896.

Stoïcesco et Babès. — Myocardite aiguë greffée sur une myocardite localisée tuberculeuse. *Progrès médical.* Paris, 1895.

Sherard. — Tubercular deposits in the walls of the heart. *Med. and Surg. Rep. Phila.,* 1860.

Teissier. — Maladies du cœur et tuberculose. Des lésions de l'endocarde chez les tuberculeux. Étude anatomo-pathologique, expérimentale et clinique. *Thèse,* Paris, 1893-94, p. 91.

Titon. — Tubercule du cœur. *Bull. Soc. anat.* Paris, 1851.

Townsend. — Death from asphyxia, caused by large tuberclous masses developed in the parietes of the left auricle, compressing the trumks of the pulmonary veins. *Dublin J. of med. Sc.,* 1832.

Valentin (G.). — Contribution à l'étude de la tuberculose myocardique. *Thèse,* Paris, 1894.

WALDEYER. — Tuberkulose des Myocardiums und des Gehirns. *Arch. f. path. anat.*, 1865.

WEILL. — Traité des maladies de l'enfance de Grancher, Comby et Marfan. Paris, 1897, t. III.

WURTZ. — Manuel de médecine de Debove et Achard. Paris, 1884, t. II, p. 232.

ZUBER. — Tuberculose du cœur. *Bull. Soc. anat.* Paris, 1894.

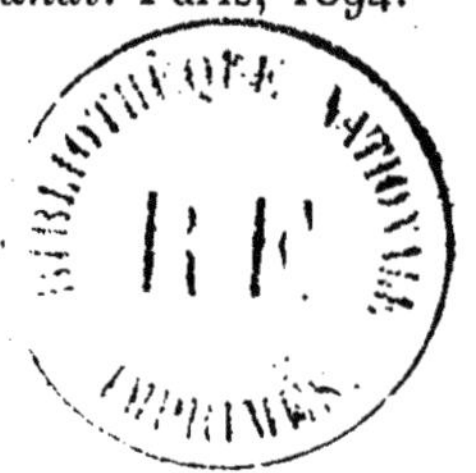

Fig. 1.

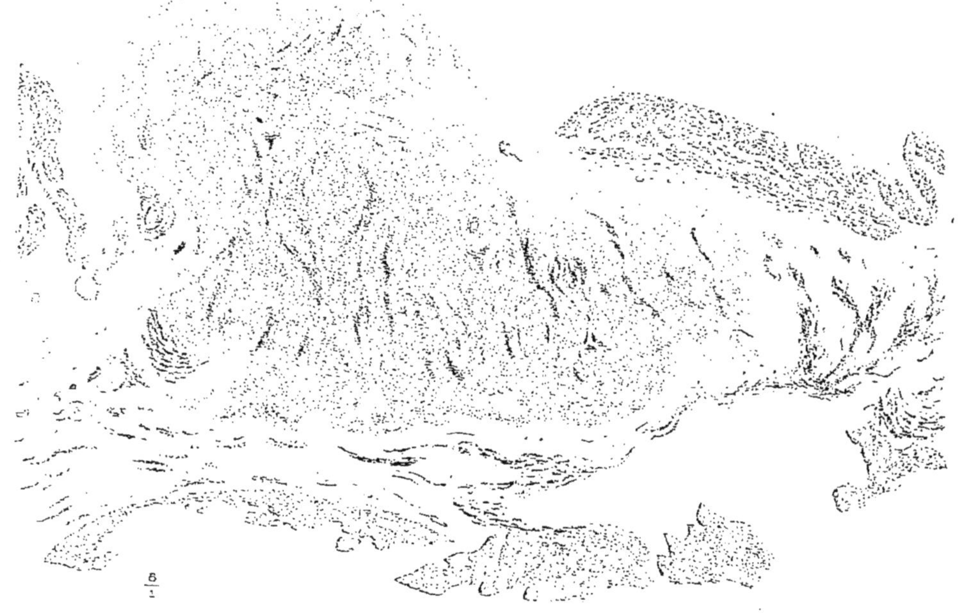

Fig. 2.

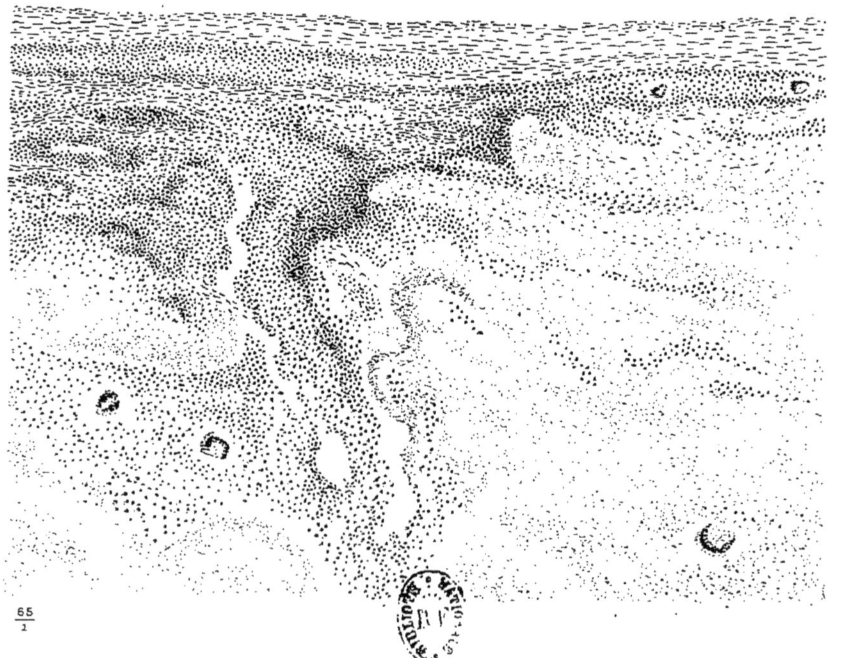

A. Karmanski, ad. nat. del. et lith.

Imp. Lemercier, Paris.

EXPLICATION DES FIGURES

PLANCHE I

Fig. I. — Coupe d'un tubercule de l'oreillette droite faisant saillie dans la cavité de l'oreillette. Coloration au picro-carminate d'ammoniaque. Gross., 8/1.

La masse tuberculeuse d'un ton violacé fait une saillie très prononcée ; elle repose sur un placard fibreux, dense, vasculaire, parsemé de nombreux éléments cellulaires. Au-dessous de cette bande fibreuse, on aperçoit la partie supérieure d'une deuxième masse caséeuse presque complètement détergée. A droite et à gauche, des faisceaux musculaires plus ou moins dissociés ou atrophiés. L'endocarde paraît sain.

Fig. II. — Coupe d'un tubercule sous-endocardique. Coloration hématoxyline-éosine. Montage dans le baume au xylol. Gross., 65/1.

Le haut de la préparation est occupé par l'endocarde formant une large bande horizontale. Au-dessous et à droite, deux cellules géantes. A gauche, la couche sous-endocardique paraît infiltrée d'éléments inflammatoires. En bas, au milieu de la masse tuberculeuse, une cellule géante en voie de désintégration caséeuse.

PLANCHE II

Fig. III. — Coupe du myocarde au contact d'un amas caséeux tuberculeux. Coloration hématoxyline-éosine. Gross., 200/1.

La préparation est traversée dans son milieu par la ligne presque régulièrement transversale qu'y dessine une artériole entourée d'un nombre considérable de noyaux de fibres musculaires lisses diversement coupées. Au-dessous, la limite de la masse caséeuse contenant une certaine quantité de noyaux à différents degrés de dégénérescence. Le haut de la préparation est occupé par des cellules musculaires saines ; la partie intermédiaire est remplie de cellules musculaires en voie d'atrophie simple présentant un état vacuolaire, pulvérulent et vaguement fibrillaire.

Fig. IV. — Bacilles de Koch dans un tubercule de myocarde. Coloration hématoxyline-éosine. Gross., 450/1.

(Cette préparation correspond à une coupe passant par un vaisseau veineux que l'on aperçoit sur la gauche de la fig. I.)

Au centre de la préparation, coupe d'une veinule perméable, dont les parois sont infiltrées de bacilles de Koch, sans trombose sanguine et sans endophlébite apparente. Les mailles du tissu conjonctif adjacent sont également gorgées de bacilles.

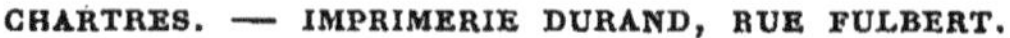

CHARTRES. — IMPRIMERIE DURAND, RUE FULBERT.

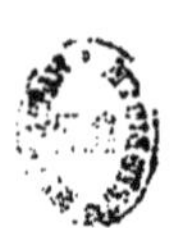

Fig. 3.

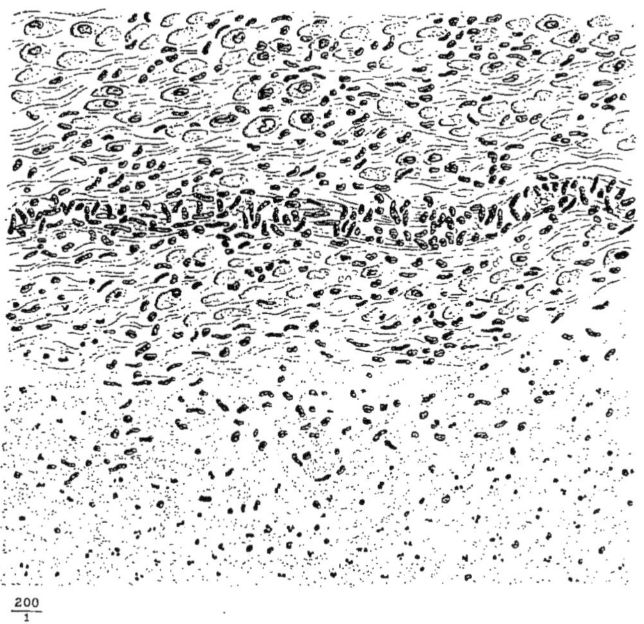

200/1

Fig. 4.

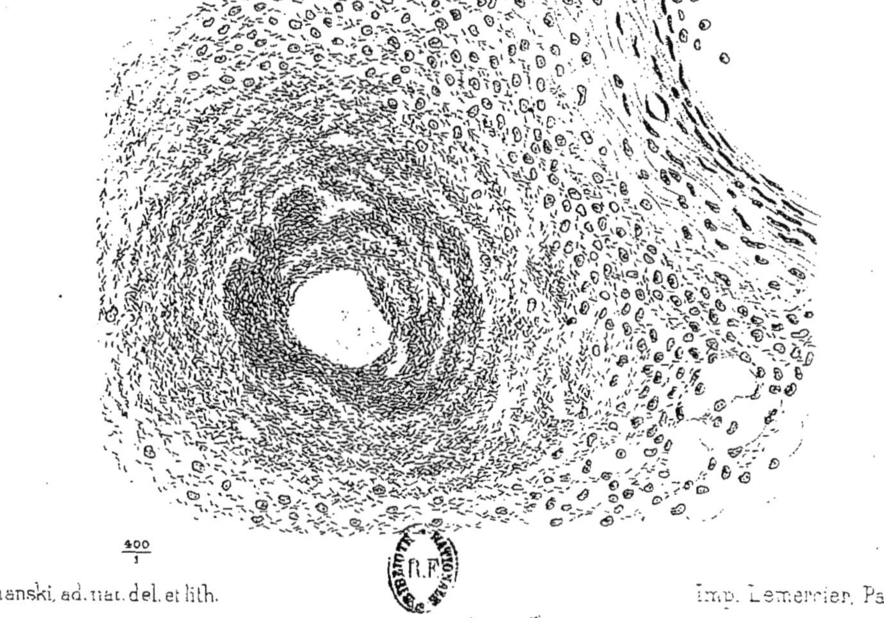

400/1

A. Karmanski, ad. nat. del. et lith.

Imp. Lemercier, Paris.

Georges Carré et C. Naud, Editeurs.

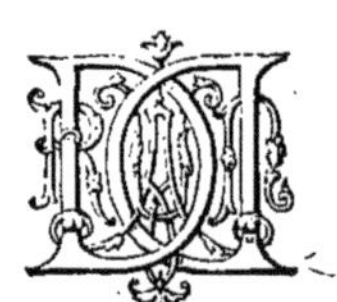

CHARTRES. — IMPRIMERIE DURAND, RUE FULBERT.

www.ingramcontent.com/pod-product-compliance
Ingram Content Group UK Ltd.
Pitfield, Milton Keynes, MK11 3LW, UK
UKHW020253220726
13923UKWH00002B/919

9 782019 259150